TRAITÉ

DE LA

THÉORIE ET PRATIQUE

DES

ACCOUCHEMENS.

TRAITÉ

DE LA

THÉORIE ET PRATIQUE

DES

ACCOUCHEMENS,

Traduites de l'Anglois de M. SMELLIE; D. M. Par M. de PRÉVILLE, M.

TOME IV.

Contenant les Planches relatives à la Théorie & à la Pratique de cet art, ainsi qu'aux Observations, avec les explications des figures de chaque Planche, & la Table générale de tout l'ouvrage.

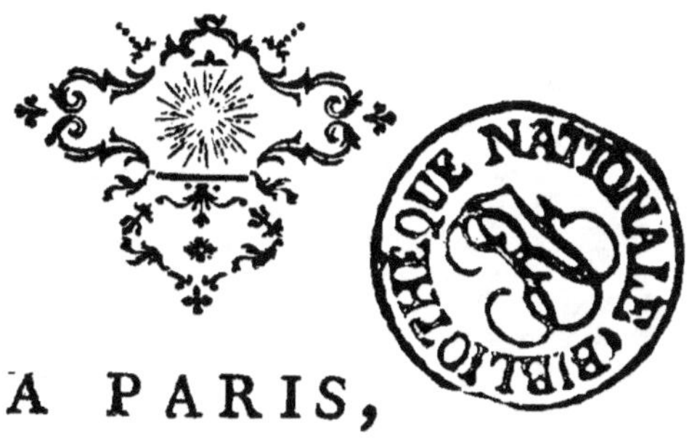

A PARIS,

Chez P. Fr. Didot le jeune, Libraire, Quai des Augustins, près du Pont Saint Michel, à S. Augustin.

M. DCC. LXV.

Avec Approbation & Privilége du Roi.

PRÉFACE
DE L'AUTEUR.

Comme il y a long-temps que j'enseigne & que je pratique l'Art des Accouchemens, je crois pouvoir avancer, sans présomption, que j'ai contribué à réduire cet Art à un mécanisme beaucoup plus simple qu'on ne l'avoit encore conçu. J'ai fait tous mes efforts pour expliquer clairement les principes de cet Art, dans mon Traité de la Théorie & de la Pratique des Accouchemens, & dans le Recueil des Cas : mais ayant remarqué que la plupart des Planches qui ont paru jusqu'ici pour représenter les Parties qui servent à la Grossesse & à l'Accouchement étoient défectueuses à bien des égards, j'ai été tenté de faire exécuter les Planches suivantes, dans la vue de suppléer

aux défauts de celles qui ont été pu-
bliées, & en même temps d'éclaircir
tout ce que j'ai enfeigné & écrit fur
cette matière. Je laiffe aux Lecteurs à
décider jufqu'à quel point j'y aurai
réuffi. Qu'il me foit permis de faire
obferver ici, que la plupart des Figures ont été deffinées d'après des fujets préparés exprès pour démontrer
tout ce qui pouvoit fervir à l'inftruction des Élèves. J'ai cependant évité
toutes les minuties, & tout ce qui m'a
paru étranger au deffein que j'avois;
mais j'ai fait une attention plus particulière à fixer la vraie fituation des
Parties, & leurs dimenfions refpec-
tives, que je ne me fuis occupé de la
recherche anatomique fort détail-
lée de leur ftructure.

Comme ces Planches peuvent tom-
ber entre les mains de quelques lecteurs qui n'auroient pas vu mon premier Traité, j'y ai ajouté un abrégé

de la Pratique, qui, bien qu'il s'en faille beaucoup qu'il ne soit complet, peut servir néanmoins à éclaircir plusieurs points qui autrement seroient à peine intelligibles par la simple représentation.

Il y a, à la fin de l'Explication de chacune de ces Planches, des renvois aux Volumes I, II & III. Par le Volume I, j'entends l'Ouvrage que j'ai mis au jour dans l'année 1752, & qui contient toute la Théorie & la Pratique des Accouchemens; le Volume II est le Recueil des Cas dont j'ai parlé ci-dessus, & qui est aussi publié; le Volume III en est la continuation, qui est déja fort avancée.

Dans mon premier plan, j'avois limité ces Planches au nombre de vingt-deux, que M. Rymodyke avoit finies il y a plus de deux ans; mais je me suis bientôt apperçu qu'il étoit besoin de plus grands éclaircissemens, & par

conséquent qu'il falloit en augmenter
le nombre.

Le docteur Camper, Profeſſeur de
Médecine à Franquer dans le Frieſ-
land, m'a beaucoup aidé dans la com-
poſition d'onze de ces Planches. Ce
ſont les XII, XVI, XVII, XVIII,
XIX, XXIV, XXVI, XXVII,
XXVIII, XXXIV & XXXVI Plan-
ches. Le reſte a été deſſiné par M. Rymodyke, ſi on en excepte la XXXVII
& la XXXIX, qui ſont d'une autre
main. Toutes ces Planches ont été
fidèlement gravées par M. Grinion.
On s'eſt moins attaché à la fineſſe &
à l'élégance du deſſin, qu'à rendre
l'impreſſion forte & bien marquée :
mais la principale vue a été que, par
la modicité du prix, l'Ouvrage devînt
d'un uſage plus général.

EXPLICATION

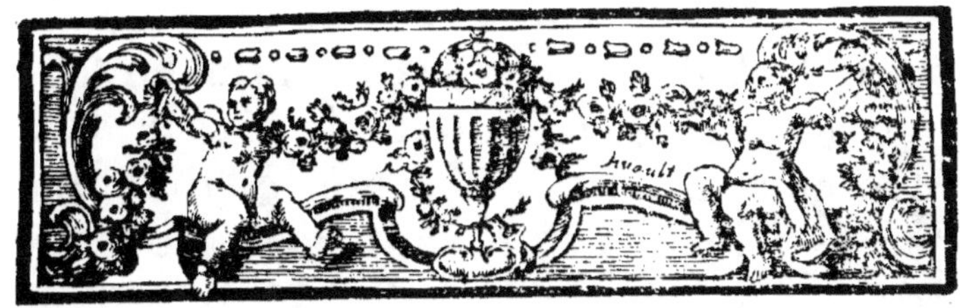

DÉCOUVERTE

DE L'INSTRUMENT

DE ROONHUISEN,

POUR LES ACCOUCHEMENS.

LEs plus habiles Accoucheurs de l'Europe defiroient depuis long-tems de connoître l'Inftrument dont Roonhuifen fe fervoit dans la pratique de fon Art, avec un fuccès qui lui avoit acquis la grande réputation dont il a joui. Perfonne ne doutoit que ce ne fût une efpece particuliere de *Forceps* dont l'utilité n'eft plus conteftée que de ceux dont le fuffrage n'a aucun poids fur cette queftion. Sur la foi de M. Schlitting Médecin à Amfterdam, le célebre M. Heifter a donné dans la derniere édition de fes Inftituts de Chirurgie, la defcription & la figure d'un Inftrument qu'on croyoit être celui de Roonhuifen ; mais MM. Jacques de Vifcher & Hugo Van-de-Poll, Méde-

Tome IV.   A

cins de la Ville d'Amſterdam, qui en ſça-
voient le ſecret, viennent de le révéler. Cet
Inſtrument n'eſt pas comme les différens
Forceps, de la nature des pinces ou te-
nettes; c'eſt une machine bien plus ſimple,
une eſpece de levier avec lequel on déclave
très-facilement la tête de l'enfant engagée
au paſſage ; perſuadés des grands avantages
qu'on tirera dans la pratique de la connoiſſance de cet Inſtrument, & convaincus des
malheurs qui arrivent journellement faute
de l'avoir connu, ils ont cru en vrais Ci-
toyens, que la probité & la conſcience leur
preſcrivoient comme un devoir indiſpen-
ſable, la révélation d'un moyen qui n'avoit
été que trop long-tems tenu ſecret pour le
bien de l'humanité. Ils ont donné une Hiſtoire aſſez diffuſe de cet Inſtrument, dans
laquelle ils juſtifient leur conduite, & re-
pondent aux objections que la jalouſie leur
pourroit ſuſciter. Ces détails ne fourniſſant
aucune inſtruction, l'on a cru devoir les
paſſer ſous ſilence, & qu'il ſuffiſoit de parler de la choſe en elle-même, & de ne
rapporter que ce qui intéreſſe véritablement
le Public.

    L'Inſtrument de Roonhuiſen eſt un mor-
ceau long & quarré de fer bien forgé de
10 ¾ pouces de long, & large d'un pouce.
Son épaiſſeur, ſans être garni, eſt de ¼ de

(3)

pouce, & étant garni de $\frac{3}{8}$ de pouce. Ce fer
est droit au milieu de la longueur de 4½ pouces, & se courbe insensiblement vers les
extrémités. Ces courbures sont à-peu-près
semblables, & étant mesurées dans leur
concavité elles ont 3½ pouces de courbure,
& environ ½ de pouce de fond. Ce levier
de fer doit être soigneusement arrondi de
tous côtés, & principalement aux quatre
coins, afin qu'il ne puisse pas faire du mal
lorsqu'on l'appuye. C'est pourquoi les extrémités des courbures, quoique bien ar-
rondies, doivent être garnies d'un emplâtre
de Diapalme étendu sur du gros linge de la
longueur d'un pouce en dedans ; le morceau
droit du milieu situé entre les deux courbures, & par lequel se fait la plus forte pression contre les Os pubis, doit être tout-à-
fait garni de cet emplâtre & un peu plus fort
au milieu. Il faut sur-tout avoir l'attention
que ces emplâtres soient appliqués fort également sur le fer sans le moindre pli. Après
avoir garni le fer de ces emplâtres, on le
garnit tout entier de peau de chien mince &
fort douce, & il faut observer que cette peau
doit être appliquée fort unie, & que les
coutures de la peau soient au-dehors, c'est-
à-dire du côté convexe de l'Instrument.
Voilà la véritable description d'un Instrument, qui fait depuis tant d'années tant de

bruit, fur-tout parmi les Accoucheurs, & fur lequel il s'eft tenu tant de difcours parmi des gens plus ou moins habiles, par envie, méchanceté, calomnie, &c. & qui par conféquent ne méritent pas d'être rapportés ici. Ils font fi connus dans ce pays (en Hollande) qu'il eft inutile d'en parler davantage. Il fuffit d'expliquer l'ufage de cet Inftrument & la maniere dont il faut s'en fervir; fans quoi les Accoucheurs mêmes ne fçauroient pas comment il faut opérer; fi bien que fi fans les avoir inftruits on n'avoit fait que leur montrer la machine, ils n'auroient jamais regardé cet Inftrument comme pouvant fervir à quelqu'effet fingulier en fait de Chirurgie, puifque tous ceux qui poffédent le fecret ont avoué qu'ils avoient eu la même penfée à la premiere vûe de l'Inftrument.

Pour qu'un habile Accoucheur fe forme une idée complette de la maniere d'opérer avec l'Inftrument que nous venons de décrire, & qu'il fçache le diriger comme il faut, & s'en fervir dans le tems convenable, il fera néceffaire, qu'il faffe attention aux circonftances fuivantes: *en premier lieu*, à la maniere de placer la femme, qu'il doit délivrer; *en fecond lieu*, aux femmes qui doivent l'aider; & *en troifieme lieu*, à lui-même, pour obtenir la fin importante qu'il fe propofe.

(5)

La femme eſt couchée dans un lit, ou ſur un lit de repos, ſelon qu'on le trouve prêt ou le mieux placé, par le haut du corps; le bas du corps reſtant ſuſpendu du lit, en-ſorte que le Coccix ſoit tout-à-fait hors du lit, pour ne pas être bleſſé. On poſe enſuite les pieds de la femme ſur deux chaufferettes, ou autres choſes élevées, & aſſez écartées, pour qu'il reſte un paſſage libre à l'enfant, & afin que les pieds ne gliſſent & ne nuiſent par-là à la délivrance ; on lui fait ſoutenir les genoux par deux femmes, dont l'une qui eſt ordinairement à la gauche de l'Ac-coucheur, eſt la Sage-femme ; on lui tient les jambes un peu écartées; pour prévenir autant qu'il eſt poſſible tout obſtacle. Pour avoir tout ſous la main, on met un pot-de-chambre pour recevoir les immondices, & une taſſe avec de la pommade entre les jambes de la femme, & un peu en arriere. Ces préparatifs étant faits avec autant de promptitude qu'il eſt poſſible, l'Accou-cheur s'apprête, & pour que rien ne l'em-barraſſe, il ôte ſon habit, & retrouſſe ſes manches aſſez haut. Il met un tablier qui lui ſert pour poſer ſon Inſtrument auſſi bien que pour recevoir l'enfant. Il ſe munit auſſi d'une ſerviette pour eſſuyer ſes mains, qui ſans cela ſeroient rendues incapables de tra-vailler à force d'être gluantes.

A iij

Il s'assit alors sur une petite chaise basse entre les genoux de la femme, comme la place la plus convenable pour son travail, &, comme la femme doit être découverte par en bas pour que rien n'empêche l'opération, il fait étendre une couverture jusqu'au-dessus des aisselles de la femme, qu'il fait attacher par derriere au dos de la femme, & il se fait attacher l'autre bout de la couverture autour du col avec une épingle, tant par modestie, que pour cacher son Instrument, comme on l'a toujours fait jusqu'à présent. Etant assis ainsi, il attire à lui la femme, si le bas de son corps n'est pas encore assez avancé hors du lit, ensorte que le Coccix soit libre, afin qu'il puisse céder en arriere, & faciliter par-là l'Accouchement. Il touche alors la femme pour reconnoître encore si la tête est enclavée sous les os pubis. Si la vessie ne pouvoit se vuider à raison de la compression que fait sur elle la tête de l'enfant, il faudroit préliminairement sonder la femme. Cette précaution donne beaucoup de jeu pour la délivrance & prévient beaucoup d'accidens fâcheux.

Après tous ces préparatifs l'Accoucheur porte l'index de la main gauche bien enduit de pommade dans le vagin du côté qui est contre l'anus, jusqu'au sinciput nud de l'enfant, qui a dans le cas en question le viſage tourné vers l'anus. Il prend enſuite avec la main droite l'Inſtrument (*) enduit auſſi de pommade, ſur-tout en dedans, & le gliſſe le long de l'index de la main gauche, qui montre pour ainſi dire le chemin dans le même endroit contre le ſinciput nud de l'enfant juſques dans l'orifice de la matrice, au cas qu'il ſoit encore ſi bas, ce qui n'é-tant preſque pas poſſible, arrive fort rare-ment, parce qu'il s'eſt ordinairement déja retiré derriere la tête. Quand l'Inſtrument eſt ainſi couché avec ſa partie concave con-tre le ſinciput de l'enfant, il faut alors que l'Accoucheur prenne bien garde qu'il ne ſe trouve rien entre la tête de l'enfant & ſon Inſtrument; ſoit la matrice, ce qui, comme nous venons de dire, eſt preſqu'im-poſſible, ſoit une partie du cordon ombi-lical, ſoit quelqu'une des membranes dans leſquelles l'enfant a été enveloppé; afin qu'il n'en arrive point de mal pour la mere & l'enfant ou du moins que rien n'embarraſſe l'opération. Après avoir obſervé cette pré-caution l'Accoucheur tourne ſon Inſtru-

(*) Nous avons trouvé une petite corde entortillée au-tour d'un des bouts de l'Inſtrument, dans l'endroit où la courbure eſt la plus grande, comme on le voit même dans la Figure, ce que nous croyons ne ſervir à autre choſe, ſinon pour marquer qu'on doit ſe ſervir de ce côté plutôt que de l'autre, ou pour meſurer l'approche de l'Inſtru-ment.

ment tantôt à gauche tantôt à droite, vers le côté de la tête de l'enfant, en cherchant de quel côté il y a le plus de jour pour son Instrument, qui doit toucher avec sa concavité aussi l'occiput, & entourer, pour ainsi dire la calotte. On trouve ce jour tantôt plutôt tantôt plus tard ; mais, pour avancer cette découverte, il faut que l'Accoucheur leve un peu le dehors de l'Instrument. Par-là l'autre bout de l'Instrument qui est déja un peu avancé contre le sinciput ou les côtés de la tête de l'enfant, est déprimé vers le bas, en redonnant par-là un peu plus de jour, de même que l'on opere avec un coin quand on veut l'avancer dans une fente étroite. Mais on comprend aisément qu'il faut operer avec douceur & légereté. Par ce moyen l'Instrument avance, & il est aidé par la pommade & le glissant des voyes par où il passe : la plûpart du tems il est conduit assez promptement d'un côté ou de l'autre jusqu'à l'occiput de l'enfant. Il faut de même prendre garde ici, qu'il ne se trouve rien entre l'occiput & le côté concave de l'Instrument ni entre son côté convexe de dehors & les os pubis ; ce qui causeroit immanquablement de l'obstacle, & peut-être du mal dans l'opération. Quand à force de tatonner on a avancé l'Instrument en dedans jusqu'au point qu'il ait atteint l'occiput, alors en levant doucement le bout du dehors on le porte si avant que l'occiput soit couché dans la concavité de l'Instrument. Plus cette concavité est couchée fermement contre la tête, & plus elle s'y ajuste précisément, plus la délivrance est prompte & meilleure; à laquelle on continue de travailler comme il s'enfuit.

Quand l'Instrument est serré contre l'occiput, comme il est dit, qu'il s'y ajuste parfaitement bien, & que la tête est arrêtée immobile dans le bassin (car autrement l'Instrument s'échappe en glissant de la tête quand elle branle, & il n'est alors d'aucun usage étant plutôt capable de faire du mal ;) alors l'Accoucheur leve le dehors de l'Instrument lentement & uniformement, sans choc ni bond, & en même-tems en tirant ou en pressant un peu ; par ce mouvement il faut que le bout concave qui entoure la tête de l'enfant, soit nécessairement pressé vers le bas du bassin, qui se dilate un peu, principalement dans les Accouchemens difficiles ; car la tête en perçant vers en bas, & en se rappétissant par le mouvement latéral de ses os, fait sortir en dehors le coccix. Les os des hanches semblent même en quelque façon se dilater dans les Accouchemens difficiles, selon le sentiment de quelques-uns, & principalement du Professeur Ruisch. En continuant ainsi à lever le bout de dehors de l'Instrument, & à presser vers en bas son côté concave d'en dedans, alors la tête descend dans l'orifice fort dilaté du vagin. (L'autre partie supérieure de la fente des parties honteuses, qui est située contre & sur les pubis, ne s'ouvre pas davantage.) En continuant ainsi à lever en dehors & à déprimer en dedans l'Instrument, dont le côté concave, ou plutôt une partie du morceau droit situé au milieu entre les deux courbures, presse contre la marge & le dedans de l'union des os pubis, comme son point d'appui ; son côté concave qui comprend la tête, la presse enfin si bien en bas, qu'elle passe tout-à-fait le bassin, & que par ce moyen la femme est délivrée ; ce qui se fait la plûpart du tems promptement & dans deux ou trois minutes. Quelquefois pour y parvenir il faut faire monter l'Instrument si haut, que le bout qui reste dehors, approche tout contre le ventre de la femme. Dans ce moment de passage, la femme pousse ordinairement un seul cri, comme il arrive la plûpart du tems dans toutes les délivrances naturelles, lorsque la tête de l'enfant passe ; ce qu'on doit regarder comme un moment fort heureux dans cet Accouchement avec l'Instrument, parce que ce cri de la femme marque que

(11)

l'enfant paffe par le baffin & qu'il vient au monde ; ce qui étant fait, il eft aifé d'arranger le refte. Dans le moment que la tête paffe il faut avoir attention dans cet Accouchement & généralement dans tous les autres, de ferrer le plat de la main gauche fermement contre l'anus & le périnée, jufqu'au vagin, en preffant vers en haut, & d'avancer doucement la machine en fuivant la tête, comme fi on le laiffoit en repos: alors tout fe dilate par la tête de l'enfant comme naturellement & en jufte proportion, & la tête de l'enfant paffe alors aifément fur la main. Cette preffion donne quelque fermeté au vagin qui eft alors mince & tendu comme une corde autour de la tête, de même que le périnée, qui ne mérite alors prefque pas de nom, qui, parce que la peau y eft mince, eft beaucoup garanti par cette preffion contre le déchirement, non-feulement dans ce cas, mais même dans les Accouchemens naturels; ce que cependant on ne fçauroit prevenir, fi l'on vouloit alors continuer à preffer toujours la tête vers en bas: c'eft pourquoi il eft fort néceffaire qu'on ait un peu de patience, & qu'on fe repofe un peu. Auffi pour faire approcher un peu plus les parties & pour diminuer la tenfion, on fait ferrer les genoux à la femme, fi bien qu'on peut à peine faire ufage de fa main: on continue pendant ce tems à preſſer avec le plat de la main gauche l'anus vers en haut juſqu'aux lévres, & par ce moyen l'enfant paſſe doucement ſur la main ſans cauſer aucune bleſſure. Quand une fois la tête eſt ſortie, ce qui, comme il a été dit, arrive tantot promptement, tantôt lentement, alors on n'a plus beſoin de l'Inſtrument; on délivre l'enfant de la maniere ordinaire qui eſt connue de tous les Accoucheurs, & on le traite quant au ſoin de lier le cordon ombilical, de tirer l'arriere-faix, & de nétoyer l'enfant, comme l'on ſait dans tous les autres cas. On a de même les ſoins ordinaires pour la mere; ce que nous jugeons ſuperflu de décrire ici; parce que nous n'avons d'autre vûe dans ce traité que d'inſtruire le Public touchant la machine de Roonhuiſen & touchant la maniere d'operer; & nous croyons avoir ſatisfait à ce but.

Nous ne doutons pas que tout le monde ne ſoit obligé de convenir, que cet Inſtrument ſi ſimple eſt capable d'exécuter ce grand ouvrage, ſans que la mere ni l'enfant en puiſſent reſſentir aucun mal, ſi, en liſant & reliſant cette Diſſertation, & en réfléchiſſant bien ſur le contenu, on s'eſt formé une idée nette du cas en queſtion; mais on pourra encore mieux ſe convaincre de la certitude de la choſe, ſi l'on met ſoi-même la main à l'œuvre; ce que cependant, quoique nous ayons tout bien décrit, nous ne leur conseillons pas d'entreprendre trop-tôt, s'ils n'entendent pas parfaitement tout le reste de l'Accouchement; parce qu'il y a à craindre qu'on ne se serve quelquefois à tort de cet excellent Instrument, qui convient uniquement dans le cas nommé, & non dans tout autre. C'est pourquoi nous exhortons encore chacun de ne pas s'imaginer qu'il mérite le nom d'Accoucheur, s'il ne sçait que cette invention: car il reste outre ce cas un nombre infini d'observations & de connoissances utiles, qu'un Accoucheur doit parfaitement bien posséder, pour mériter le nom d'habile homme.

Nous pourrions nous en tenir à ce qui vient d'être dit comme ayant satisfait à notre but; mais nous croyons qu'il ne sera pas hors de propos d'y ajouter encore quelques remarques, qui ayent leur rapport tant sur l'Instrument même que sur la maniere d'operer, & qui outre qu'elles serviront à éclaircir & à confirmer la vérité de ce qui a été dit, contiendront en même-tems une courte récapitulation de ce qui a été dit plus amplement; tout cela servira pour former une idée plus précise de cette chose si digne d'être sçûe de ceux qui veulent s'acquitter avec honneur du devoir d'Accoucheur.

Quant à l'Inſtrument même, nous re-
marquons en peu de mots à ce ſujet, que
tous ceux qui ont quelque conception de l'u-
ſage auquel il eſt deſtiné, conviendront de
tout leur cœur, qu'il eſt ſatisfaiſant pour le
cas en queſtion : car en jettant les yeux ſur
la ſimplicité de ſa conſtruction, on doit convenir qu'il eſt exactement proportionné aux
parties, dans & ſur leſquelles il doit operer ;
car il n'eſt ni trop long, ni trop large, ni
trop épais. Ses courbures qui peuvent ſervir de deux côtés ont auſſi une juſte meſure.
Il en eſt de même à l'égard de la partie droite
du milieu ſituée entre les deux courbures,
leur donnant une diſtance ſi bien convenable, que le point du mouvement, en preſ-
ſant contre la jonction des os pubis comme
le point d'appui tombe à-peu-près dans le
milieu de l'Inſtrument. Et afin que la mere
& l'enfant ne ſoient bleſſés par la dureté de
la matiere de l'Inſtrument, il eſt garni aux
deux extrêmités, dont l'une agit ſur l'occiput de l'enfant & principalement ſur le cervix. L'Inſtrument eſt encore plus fortement
garni au milieu, ce qui rend la piece du milieu un peu élevée, d'où vient non-ſeule-
ment que le contact n'eſt pas ſi rude, mais
auſſi que les parties contre leſquelles on le
preſſe ſont touchées en moins de points ;
d'où il doit s'enſuivre auſſi que moins de

parties fouffrent. D'ailleurs quoique l'ufage
de cet Inftrument exige principalement
qu'on agiffe en preffant & tirant le bout
courbe dans lequel la tête eft prife, il eft
certain néanmoins qu'on ne peut opérer fans
lever le bout de l'Inftrument qui eft en dehors. Mais quand même il feroit néceffaire
dans l'un ou l'autre cas, ce qui cependant
paroît prefqu'impoffible, de lever l'Inftrument jufques contre le ventre de la femme;
il faut alors convenir, que la Nature y a fi
fagement difpofé les parties, qu'elles en
fouffrent fort peu: car qui ne fçait pas que
le monticulus veneris fe préfente comme un
couffin rempli de graiffe, défendu outre
cela de poil en dehors? ainfi il peut fuppor-
ter une preffion affez forte fans être bleffé.
Le clitoris, les nymphes & les lévres de la
vulve qui ne fouffrent aucun changement
dans l'accouchement, n'en fouffrent pas plus
de cette opération de l'Inftrument. On fera
outre cela obligé de reconnoître que l'Inftrument doit refter fimple dans fa conftruc-
tion: car fi du côté qui refte dehors on vouloit ajouter feulement le moindre manche,
il formeroit obftacle au cas qu'il fallût lever
ce bout jufques contre le ventre; au lieu
que fa ftructure non-feulement prévient
cet inconvénient, mais eft même fort utile,
tant parce qu'on peut l'appliquer des deux

côtés, que parce qu'il ne doit pas gêner, quand même on le léveroit fort haut. Pour la perfection de l'Instrument il convient que les coutures de la peau soient bien plates & placées du côté convexe, crainte d'une pression inégale qui feroit du mal à la tête tendre de l'enfant, & afin que le côté convexe avec sa couture ne blesse pas la mere, & que l'épaisseur n'empêche le fer de glisser à côté de la tête. D'ailleurs la peau dont ce fer est garni en facilite l'entrée, parce que la pommade dont on enduit cette partie de l'Instrument fait plus d'effet sur la peau qu'elle ne feroit sur le fer nud, ne pouvant pas y pénétrer comme elle fait dans la peau. On voit par tout cela la perfection de l'Instrument, qui paroît encore davantage lorsqu'on comprend avec conviction, qu'il est en état de répondre au but pour lequel il est fait; ce que nous ferons voir encore en peu de mots.

Les concavités de l'Instrument de Roonhuisen sont précisément de la dimension à pouvoir contenir l'occiput de l'enfant, ce qui même doit être avec un des deux bouts, pour que l'effet s'ensuive heureusement, & mieux la couture serre contre la tête, plus le succès est prompt & infaillible. C'est delà que cet Instrument convient le mieux, plus la tête est arrêtée fixement dans le bassin de

la

la mere; ce qui augmente confidérablement le mérite de l'Inftrument ; puifqu'il
eft impoffible dans ce cas à tous les autres
Inftrumens d'y réuffir. L'Inftrument doit
même en ce cas moins bleffer l'enfant,
quoiqu'étant prudemment manié il ne le
bleffe jamais : car, comme il preffe alors
également avec fa partie concave fur la con-
vexité de la tête de l'enfant, qui y eft prife
& pour ainfi dire en repos, quand on leve le
bout de dehors en preffant & tirant doucement vers en bas, il ne bleffe rien & ne fait
principalement que tirer l'occiput pour le
délivrer de fa prifon ; ce qui s'accorde avec
la délivrance naturelle: car l'occiput a ordinairement franchi le paffage, quand le
finciput paffe derriere, devant le périnée,
& la preffion de l'Inftrument exerce fa plus
grande force fur l'occiput de l'enfant où
commence le cervix. Or dans cet endroit,
comme dans tout l'occiput, l'os eft le plus
dur & le cervix peut foutenir une force in-
croyable fans fe caffer, ni difloquer, dans
les enfans vivans & nouvellement morts,
comme nous l'avons appris par plufieurs ex-
périences. Ainfi cet Inftrument eft appliqué
à propos à l'endroit qui eft le mieux difpofé
pour cela par la Nature même ; ce qui joint
à tout le refte, augmente confidérablement
la gloire des Inventeurs qui méritent toute

Tome IV.   B

l'eftime des Sçavans par rapport aux grandes connoiffances qui brillent dans la fimplicité & vérité de leur Inftrument.

La nature de la Machine fait voir qu'elle eft capable d'exercer une grande force ; car qui ne fçait pas de quelle force eft le levier ? La preuve gît dans l'expérience ; car nous avons été témoins oculaires avec plufieurs autres, que le vieux Plaatman auffi bien que Boom ont mis au monde dans cette ville des enfans avec des têtes hydropiques énormes (Hydrocéphales) fans les avoir bleffés, ce qui ne peut pas fe faire fans beaucoup de force, quoique la tête dans cette maniere d'accoucher ne foit preffée en bas que de la largeur d'un pouce. Enfin pour éviter tout danger dans l'ufage de cet Inftrument, notre ami de Bruin qui en connoiffoit bien la force, exhorte de beaucoup modérer la preffion de la tête, en levant l'autre bout de la Machine, & d'opérer furtout avec précaution, pour peu qu'il y ait lieu de penfer, (car on ne peut pas toujours s'affurer par l'attouchement) que la tête de l'enfant arrêtée eft fituée de côté, auquel cas on pourroit aifément bleffer l'oreille, la joue ou l'œil ; mais nous croyons que cela n'arrive prefque jamais dans le cas de ces Accouchemens, qui eft la tête arrêtée.

MM. de Viſcher & Van-de-Pool, n'ont
pas oublié de faire mention de la maniere
dont ils ont eu le ſecret qu'ils découvrent
avec une générofité digne d'éloges, & une
vénération eſtimable pour la mémoire de
Jean de Bruin leur ami, par la mort duquel ils ſont devenus poſſeſſeurs de l'Inſtrument en queſtion, en l'achettant du ſieur
Herman Van-der-Heiden, & de ſa femme
Gertrude de Bruin, fille unique de Jean de
Bruin Chirurgien Accoucheur. Quoique
ces détails ſoient peu intéreſſans par eux-
mêmes, cependant comme ils peuvent exciter la curioſité de quelques Lecteurs qui
ſont bien aiſes de connoître l'origine & les
progrès des Inventions & des Découvertes
utiles, nous donnerons ici un abrégé de
l'hiſtoire de cet Inſtrument d'après Meſ-
fieurs de Viſcher & Van-de-Pool.

Jean de Bruin, nâquit en 1681, de pa-
rens fort honnêtes, & fut deſtiné à l'étude
de la Chirurgie en 1698. M. Verpoorten,
chez qui il demeura deux ans, lui enſeigna
les élémens de cette Science ; mais ſon in-
clination le portant à l'étude de l'Art d'Accoucher, il ſe mit le premier Janvier 1700,
ſous les auſpices de Roger Roonhuiſen,
très-fameux Médecin, Chirurgien, & Accoucheur à Amſterdam. Celui-ci poſſédoit,

avec le célebre Ruifch & le Chirurgien Boekelman, le Secret de l'Inftrument en queftion. On prétend qu'ils le tenoient des *Cham-
berlains* fi célebres en Angleterre par la pratique des Accouchemens, dans le tems qu'ils
donnoient des leçons de Chirurgie à Amfterdam. Quoi qu'il en foit, l'on eft certain
qu'ils n'ont eu ce Secret que moyennant une
fomme d'argent affez confidérable, & fous
l'obligation expreffe de ne le pas révéler.
Jean de Bruin à qui fon zele pour fa profef-
fion ne laiffoit échapper aucune occafion
de devenir plus habile, s'affocia avec Pierre
Plaatman fon Confrere, & Eleve, comme
lui, de Roonhuifen; & le 21 Mars 1709,
ils firent enfemble une convention, & avec
le Profeffeur Ruifch, Roger de Roonhuifen & Corneille Boekelman, par laquelle
ces trois derniers s'obligerent folemnelle-
ment d'apprendre à de Bruin & à Plaatman,
fans réferve, tout ce qu'ils fçavoient dans
l'Art des Accouchemens, à condition que
ceux-ci obferveroient exactement les articles ftipulés dans la convention & qu'il eft
inutile de rapporter ici. De Bruin dont la
probité étoit d'ailleurs très-connue, affure
que pendant 42 ans qu'il a pratiqué fon
Art, il a mis au monde huit cens enfans
vivans, qui avoient tous été arrêtés par la
tête dans le paffage, en fe fervant de l'Inf-

trument de Roonhuifen. Cela a été vérifié
par le journal qu'il tenoit de fes travaux. Il
auroit été beaucoup plus utile au Public fans
la perfécution de fes Confreres. Il n'oppofa
aux fureurs de l'envie que de la patience,
mais il étoit né fenfible, & les chagrins
qu'on lui a fufcités, & les fatigues atta-
chées à la pratique de fon Art, altérerent
infenfiblement fa fanté. Il mourut après
quelques jours de maladie le 23 Janvier
1753.

Son Eleve, *Reinier Boom*, très-habile
Chirurgien & Accoucheur, eft auffi pof-
feffeur de l'Inftrument de Roonhuifen, &
il l'a déja communiqué fous les conditions
ordinaires à deux hommes célebres, MM.
Paul de Wind, Docteur en Médecine à Mid-
delbourg en Zélande, & à fon frere Gérard
de Wind, qui pratique actuellement la Médecine à Amfterdam. Le jeune Plaatman
l'avoit communiqué auffi peu de tems avant
fa mort à François Rooy, Chirurgien très-
habile. On affure que M. de Moor, Médecin,
a eu le fecret de Boekelman; enforte qu'il
n'étoit connu jufqu'à préfent que de fix per-
fonnes. MM. de Vifcher & Van-de-Pool
l'ont acheté au mois de Juillet dernier du
Gendre de Bruin, dans la louable intention
de le faire connoître à tout le monde.

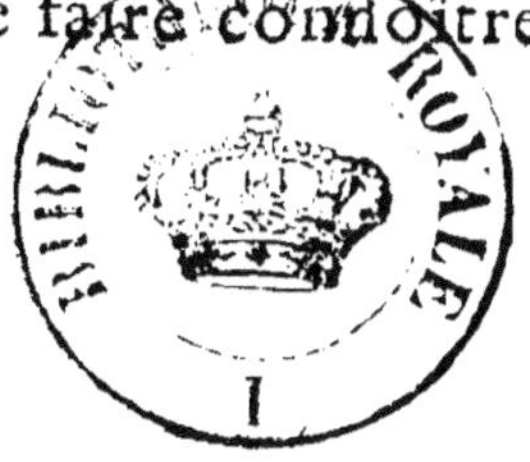

LE véritable (*) Inſtrument de Roonhuiſen eſt repréſenté ici dans ſa grandeur naturelle de deux façons, ſur le plat & de côté,
afin qu'on puiſſe juger de ſa longueur, largeur & épaiſſeur. On le voit ici ſans être
garni de peau, mais les garnitures des emplâtres ſont diſtinctement indiquées, de
même que la petite corde qu'on doit ſup-
poſer couchée ſur la garniture de peau.
Voyez page 7. dans la Note.

(*) Nous le nommons le véritable Inſtrument, non
pas tant que nous craignions d'être contredits par aucun des
Poſſeſſeurs du Secret, mais principalement parce qu'il eſt
de la même forme que celui que Bruin avoit reçu de Roonhuiſen, & dont il s'eſt ſervi. Nous ajoutons ceci pour faire
finir toutes calomnies : car nous n'ignorons pas qu'on l'a
changé depuis en forme d'S. Mais ſon action eſt la même,
comme on peut le juger par la Deſcription. Nous ſuppo-
ſons ce changement, parce qu'on opere maintenant plus
en tirant qu'en levant ; nous en laiſſons la déciſion aux
Accoucheurs.

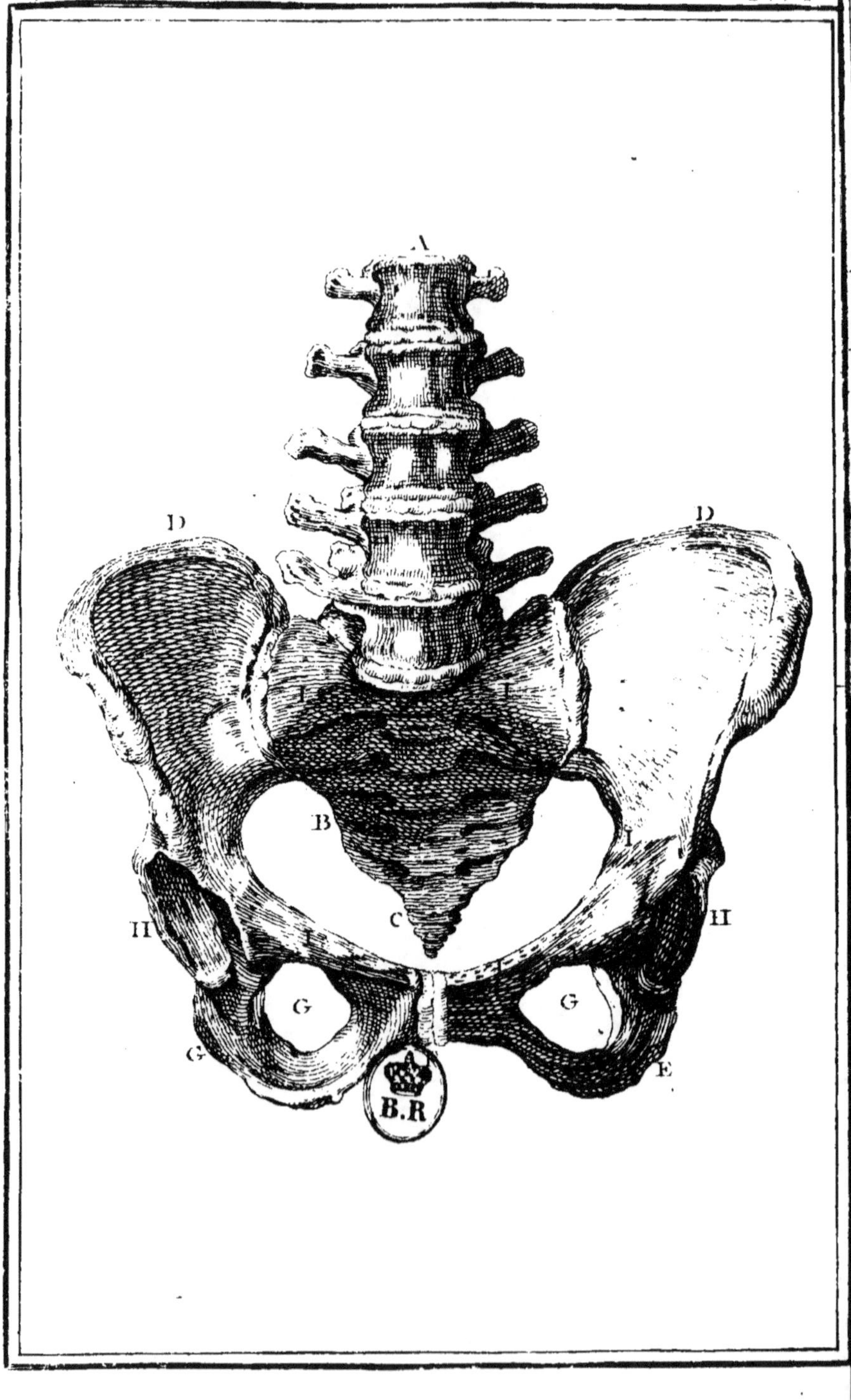

A

D   D

B

C

H   H
I   I

G   G

G   E

B.R

EXPLICATION
DES
PLANCHES.

I

LA Planche première repréſente les os d'un baſſin bien conformé, vus de front.

A. Les cinq vertèbres des lombes.

B. L'os *ſacrum*. C. L'os *coccix*.

DD. Les os des *îles*. EE. Les os *iſchium*.

F. Le *pubis*. G. Les trous ovalaires.

HH. Les cavités cotyloïdes.

IIIIII. Les bords du baſſin, ou la circonférence de ſa cavité, qui eſt formée latéralement par la partie inférieure des os des îles, & dans ſes parties antérieure & poſtérieure, par la partie ſupérieure de l'os *pubis* & de l'os *ſacrum*.

Il faut remarquer dans cette Planche, outre la ſtructure & la figure des différens os, les dimenſions de la circonférence du baſſin, & la diſtance qui ſe trouve entre les parties inférieures des os *iſchium* ; & l'on verra que cette cavité, dans ſes bords, eſt communément plus large d'un côté à l'autre, que du derrière au devant : mais qu'inférieurement ſes parties latérales ſont en proportion contraire. Le lecteur ne doit

Tome IV. A

pas conclure pour cela que chaque baſſin ſoit de la même figure & de la même dimenſion ; puiſque , même ſans vice de conformation , on n'y trouve pas toujours les mêmes proportions. En général les bords du baſſin ont environ cinq pouces & un quart d'un côté à l'autre, & quatre pouces & un quart de la partie poſtérieure à la partie antérieure ; on obſerve auſſi la même diſtance entre les parties inférieures des os *iſchium.* Toutes ces meſures ont été priſes ſur des ſquelettes ; car , dans les cadavres , la cavité du baſſin ſe trouve conſidérablement diminuée par les autres parties molles dont les os ſont revêtus.

Les dimenſions ordinaires de la tête d'un *fœtus* bien conformé & à terme , correſpondent quelque peu à cette diminution de la cavité du baſſin ; car elles ſont ordinairement de trois pouces & demi d'une oreille à l'autre , & de quatre pouces & demi du front au derrière de la tête. *Voyez* les Pl. XVI, XVII, XVIII, & le vol. I, Ch. I, Sect. 1, 2, 3, où les dimenſions du baſſin & de la tête du *fœtus*, & la manière dont la tête eſt pouſſée dans le baſſin pendant le travail , ont été pleinement démontrées. Conſultez auſſi le vol. II, Recueil I, n° 1 , 2, où l'on a parlé des dérangemens du baſſin arrivés par des accouchemens difficiles.

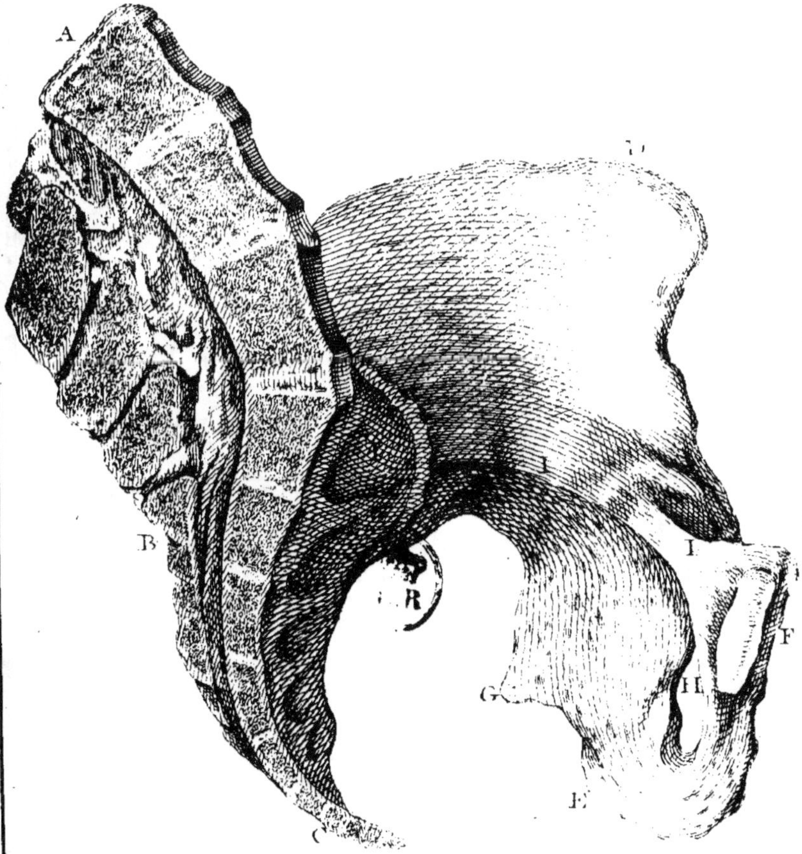

Explication de la seconde Planche.

La Planche II expose une vue latérale & interne du baffin coupé longitudina-lement.

A. Les trois vertèbres inférieures des lombes. B. L'os *facrum*. C. L'os *coccix*.

D. L'os *ilium* du côté gauche.

E. L'os *ifchium* du même côté.

F. L'os *pubis*. G. L'épine de l'os *ifchium*.

H. Le trou ovalaire.

III. Les bords du baffin.

Cette Planche fait voir la diftance qu'il y a depuis la partie fupérieure de l'os *facrum* jufqu'à l'os *pubis*, & celle de ces os au *coccix*, laquelle eft à peu près de quatre pouces un quart ; l'on y voit auffi la profondeur des parties poftérieure, latérales & anté-rieure du baffin, non en fuivant la ligne du corps, mais celle du bord du baffin. Il eft généralement trois fois plus profond dans fa partie poftérieure que dans fa partie an-térieure, & deux fois plus profond fur fes côtés.

Par cette vue, l'on découvre auffi l'angle formé par la dernière vertèbre des lombes, & la partie fupérieure de l'os *facrum*, ainfi que la concavité ou l'efpace creux de la partie poftérieure & interne du baffin, laquelle eſt formée par la courbure de l'os *ſacrum* & du *coccix*. Enfin on y apperçoit encore la diſtance de ce dernier os aux parties poſtérieures des os *iſchium*.

Voyez les Planches XVI, XVII, XVIII, XIX ; & les vol. I & II, cités à la Planche précédente.

Explication de la troiſième Planche.

La Planche III repréſente une vue de front d'un baſſin mal conformé.

A. Les cinq vertèbres des lombes.

B. L'os *ſacrum*. C. L'os *coccix*.

DD. Les os des *îles*. EE. Les os *iſchium*.

F. La ſymphiſe du *pubis*.

GG. Les trous ovalaires.

HH. Les cavités cotyloïdes.

Cette Planche fait voir le danger manifeſte que courent la mère & l'enfant, lorſqu'il ſe rencontre un baſſin auſſi mal conformé ; puiſqu'il n'y a que deux pouces & demi du rebord de la partie poſtérieure à la partie antérieure, & la même diſtance ſeulement d'un os *iſchium* à l'autre. *Voyez* la Planche XXVII, où le baſſin eſt d'un quart de pouce plus étroit dans ſes bords que celui-ci, quoique ſuffiſamment ouvert en ſa partie inférieure. A la vérité, les mauvaiſes conformations du baſſin varient ;

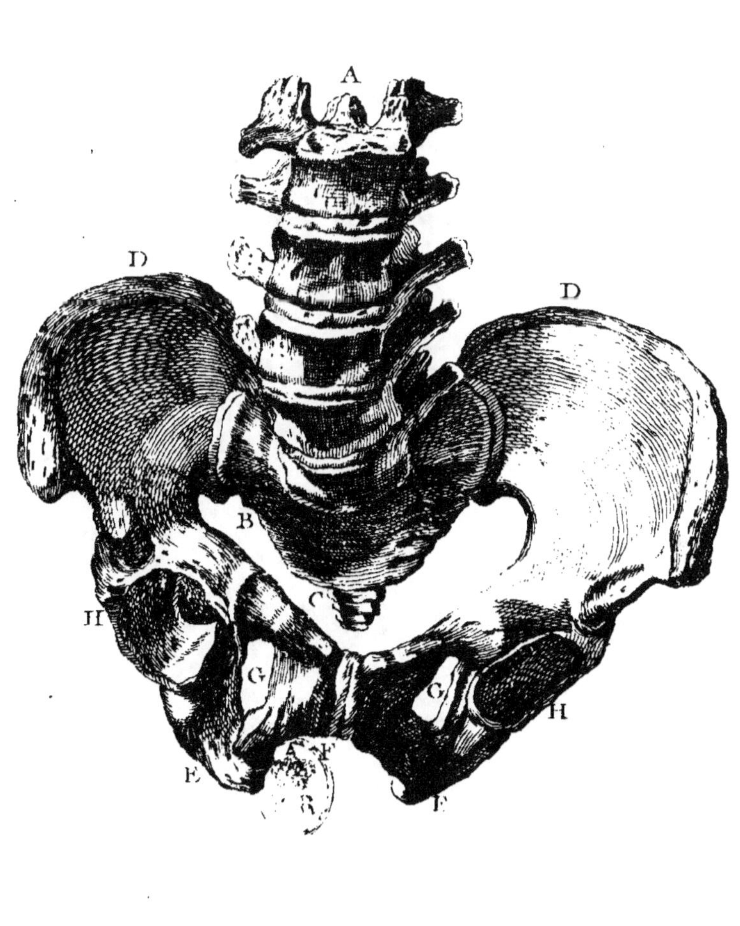
A
D
D
B
C
H
G
G
H
A F
E
F

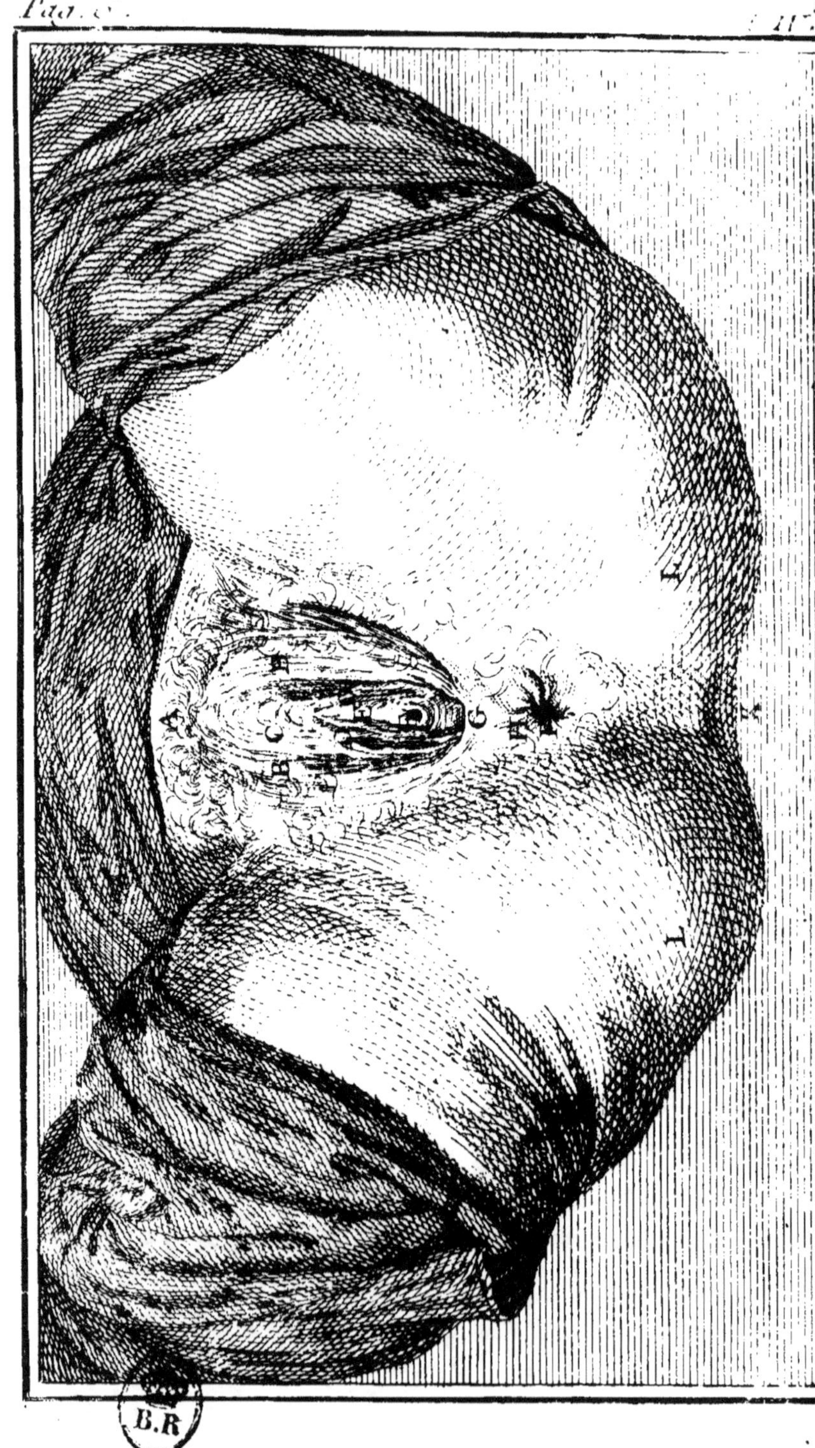

mais celle que nous venons d'expofer eft la plus ordinaire. C'eft néanmoins un grand bonheur pour les praticiens, qu'il fe trouve rarement des baffins auffi étroits, quoiqu'il y ait des exemples de quelques baffins encore plus refferrés. Le danger, dans tous ces différens cas, augmente ou diminue, fuivant les divers degrés de la diftorfion du baffin, & du volume de la tête de l'enfant.

Voyez vol. I, liv. I, chap. I, fect. 4, 5; & vol. II, recueil I, n° 3, 4, 5; recueils 21, 27 & 29.

Explication de la quatrième Planche.

La Planche IV repréfente les parties extérieures de la génération dans la femme.

A. La partie inférieure de l'*abdomen*.

BB. Les grandes lèvres ouvertes.

C. Le *clitoris* & fon prépuce.

DD. Les nymphes. E. Le méat urinaire.

F. L'orifice du vagin.

G. Le frein des lèvres, ou la fourchette.

H. Le périnée. I. L'*anus*.

K. La partie qui couvre l'extrémité du *coccix*.

LL. Les parties qui recouvrent les tubérofités des os *ifchium*.

Comme il eft très-important pour ceux qui veulent pratiquer les accouchemens,

d’avoir une connoiſſance exacte de la ſituation des parties intéreſſées dans l’accouchement, ce qui n’a encore été clairement
expoſé par aucun anatomiſte, j’ai fait deſ-
ſiner cette Planche ſur un ſujet que je con-
ſerve pour en faire la démonſtration dans
mes cours. On voit, par cette gravure,
1° que l’orifice externe n’eſt point placé au
centre de la partie inférieure du baſſin, mais
à la partie antérieure & inférieure des os
pubis, & que les grandes lèvres recouvrent
également la partie antérieure de ces os.

2° On y apperçoit que, comme le frein
des lèvres eſt placé tout proche de la partie inférieure des os *pubis*, il ſe trouve ſeulement environ à un pouce de l’*anus*, entre
lequel & le *coccix* il y a à peu près trois
pouces de diſtance ; d’où il s’enſuit que
l’*anus* eſt plus proche des os *pubis* que du
coccix.

3° On connoîtra par cette même Planche, comment il faut ſe conduire pour toucher ou examiner l’orifice de la matrice, ſans
heurter ou bleſſer les parties : car on voit
que l’orifice externe eſt placé ſur le devant
vers le *pubis*, & l’orifice interne en arrière
vers le *rectum* & le *coccix*. Ce ſage mécaniſme de la nature peut prévenir pluſieurs in-
convéniens qui ſurviendroient, ſi ces parties
étoient ſituées directement l’une vis-à-vis

de l'autre, & dans le centre de la partie inférieure du baffin ; tels que la chute de la matrice ou du vagin, qui pourroit arriver également hors du temps de la groffeffe, comme dans les quatre premiers mois de la groffeffe, & les accouchemens imprévus auxquels les femmes feroient expofées en approchant du terme.

4° On peut encore découvrir, par la fituation de ces parties, que dans le travail, lorfque l'orifice de la matrice eft fuffifamment dilaté pour donner paffage à la tête de l'enfant, cette tête eft portée vers la partie inférieure du vagin, & qu'ainfi elle doit pouffer en avant les parties extérieures de la mère, en forme d'une large tumeur, comme on le voit dans la Planche XV.

Enfin on obfervera que toutes les fois qu'il eft néceffaire de dilater l'orifice externe, la force principale doit être appliquée en bas, & vers le *rectum*, pour ne pas bleffer & enflammer l'urètre & le col de la veffie.

Voyez vol. I, chap. II, fect. I ; & vol. II, recueil II.

Explication de la cinquième Planche.

La Planche V, Figure I, fait voir de front la matrice en fituation, & fufpendue dans le vagin ; on a enlevé les parties antérieures des os *ifchium*, les os *pubis*, les parties honteufes, le périnée & l'*anus*, afin de laiffer appercevoir les parties internes.

A. La dernière vertèbre des lombes.

B B. Les os des *îles*.

C C. Les cavités cotyloïdes.

D D. Les parties inférieures & poftérieures des os *ifchium. Voyez* la Pl. XXIX, où les os *pubis* & les parties antérieures des os *ifchium* font défignés par des lignes ponctuées.

E. La partie qui couvre l'extrémité du *coccix*.

F. La partie inférieure du *rectum*.

G G. Le vagin ouvert longitudinalement, & replié de chaque côté du col utérin, afin de montrer comment la matrice y eft fufpendue.

H H. Parties de la veffie urinaire étendue de chaque côté du vagin, & de la partie inférieure du fond de la matrice.

I. Le col de la matrice.

K. Le fond de la matrice.

L L. Les trompes de Fallope avec leurs franges.

M M. Les ovaires.

N N. Les ligamens larges & ronds.

O O. La partie fupérieure du *rectum*.

La feconde Figure repréfente les parties internes vues de l'aine droite, le baffin étant coupé longitudinalement.

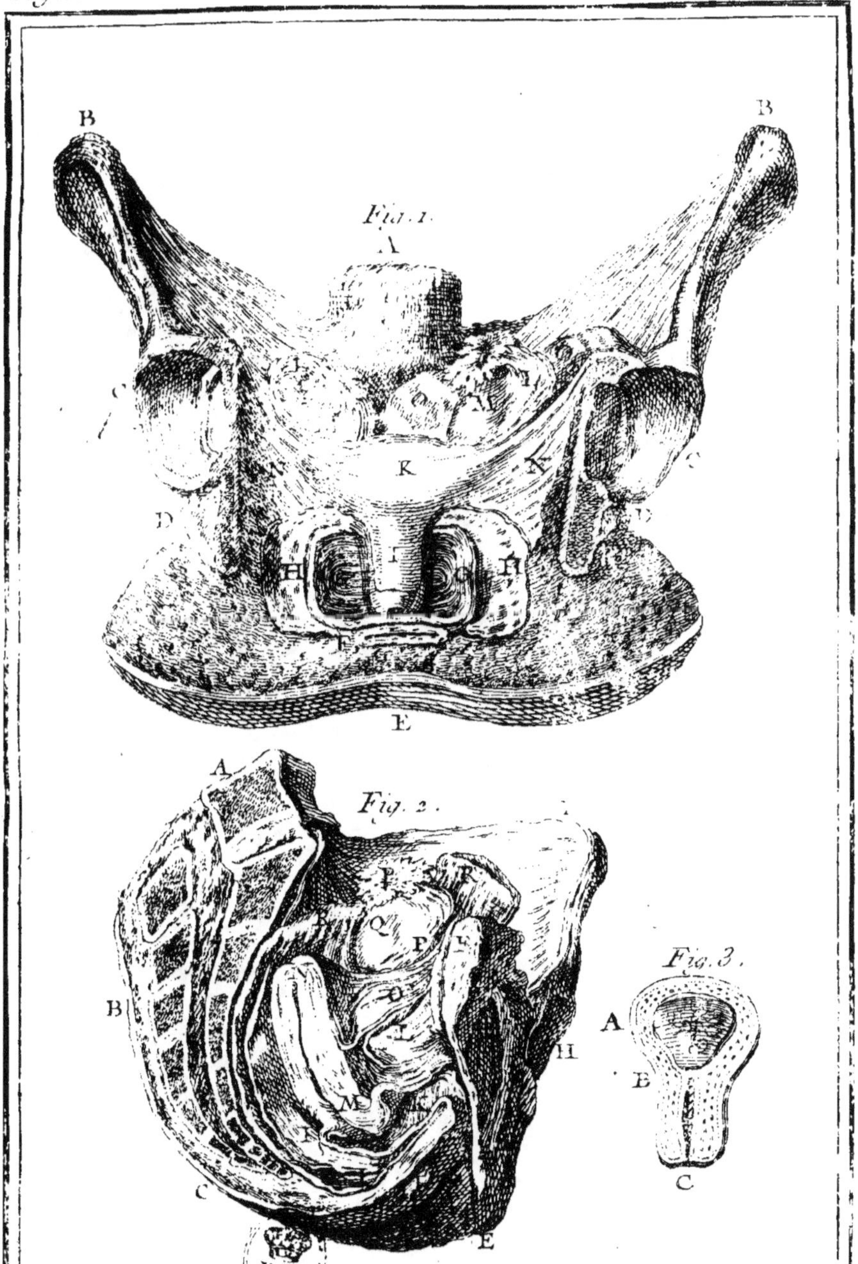

B
B
Fig. 1.
A
C
C
D
K
K
I
H
G
E
F

A
Fig. 2.
F
R
Q
P
O
L
M
N
B
H
C
E
B.R.

Fig. 3.
A
E
C

A. La vertèbre inférieure des lombes.

B. L'os *facrum*. C. Le *coccix*.

D. L'os *ilium* gauche.

F. La partie inférieure de l'os *ifchium* gauche.

E. L'os *pubis* du même côté.

G. Le trou ovalaire.

H. La cavité cotyloïde.

I I I. La partie inférieure du *rectum*, & l'*anus*.

K. L'ouverture extérieure & le vagin, avec l'orifice de la matrice qui s'y avance.

L. la veffie urinaire.

M. N. Le col & le fond de la matrice, defquels on découvre la cavité, ainfi que les attaches du vagin, tant extérieurement qu'à la circonférence des lèvres de l'orifice de la matrice ; on voit auffi la fituation de l'*uterus*, & comme cet organe eft porté en bas & en arrière, par la preffion des inteftins & de la veffie dans la concavité inférieure de l'os *facrum*.

O. Les ligamens large & rond du côté gauche.

PP. La trompe de Fallope avec fes franges ; & Q. l'ovaire du même côté.

RR. La partie fupérieure du *rectum*, & la partie inférieure du *colon*.

La Figure III montre la matrice dans le premier mois de la groffeffe. On a emporté la partie antérieure de cette matrice, pour faire voir l'embryon à travers l'*amnios* & le *chorion*.

A. Le fond de l'*uterus*.

B. Le col de l'*uterus*, avec les replis de fa cavité qui conduit à celle du fond de ce vifcère. C. L'orifice de la matrice.

Voyez vol. I, liv. I, chap. II, feſt. 23 ; vol. II, recueil III.

Explication de la fixième Planche.

La planche VI eſt gravée dans le même point de vue, & avec la coupe des mêmes parties que la figure première de la précédente. La matrice, dont on a enlevé la partie antérieure, eſt repréſentée telle qu'elle ſe trouve dans le ſecond ou le troiſième mois de la groſſeſſe.

F. L'*anus*.

G. Le vagin, avec ſes replis ou rides.

HH. La partie poſtérieure & inférieure de la veſſie urinaire étendue de chaque côté, & dont on a emporté la partie antérieure & ſupérieure.

II. L'orifice & le col de la matrice élevés comme on les trouve en portant un doigt dans le vagin.

KK. La matrice étendue, comme elle eſt ordinairement au ſecond ou au troiſième mois de la groſſeſſe ; elle contient l'embryon

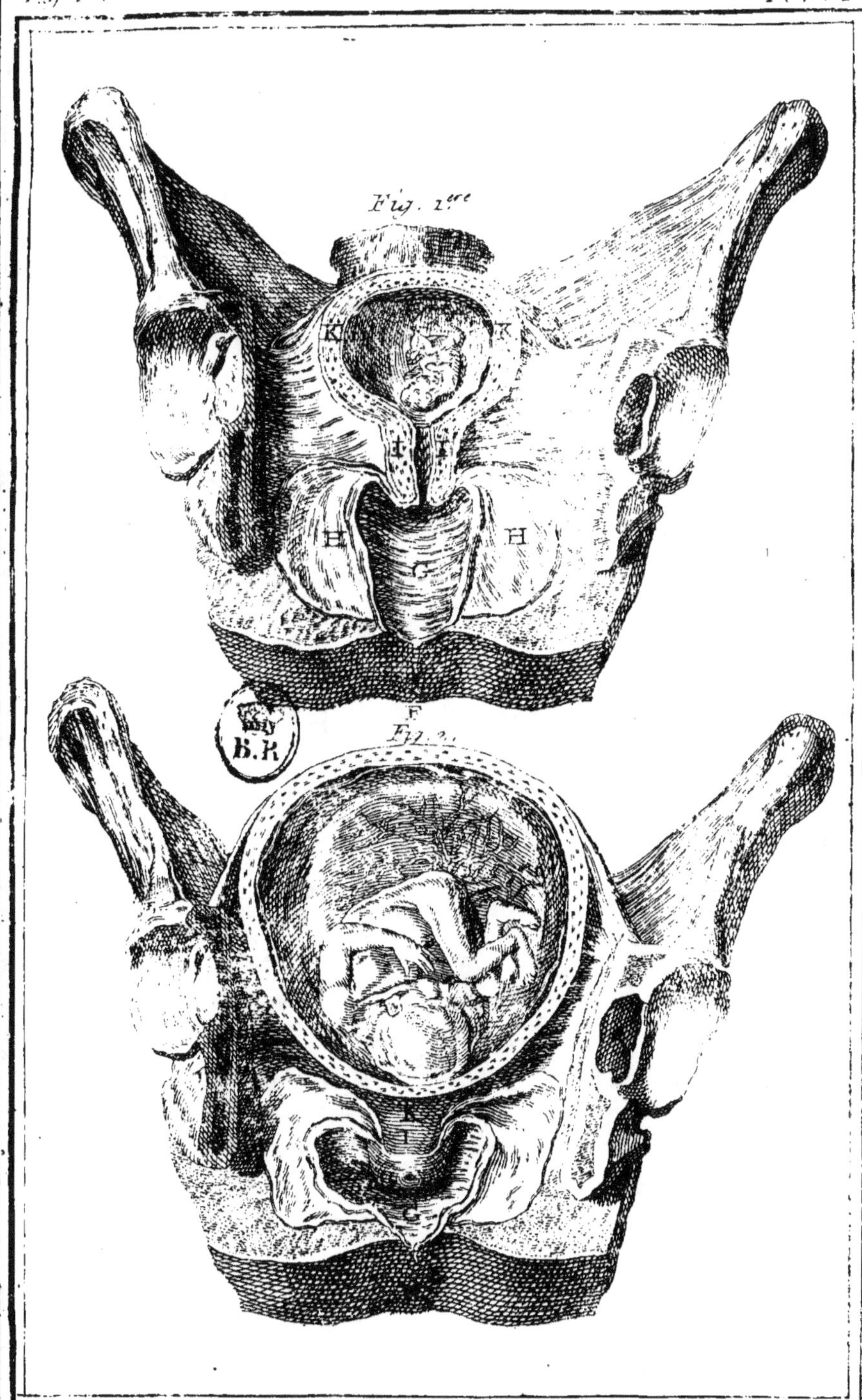

Fig. 1.ere
K   K
E
H   H
G
F

B.R.
F
Fig. 2.
I
G

avec le *placenta* adhérent à son fond.

L'on voit par cette Planche & par la précédente, qu'à ce terme, on ne peut rien juger de la grosseffe par le toucher dans le vagin, puifque la réfiftance de la matrice eft alors fi peu confidérable, qu'elle fe laiffe facilement repouffer par le doigt; &, en fuppofant que la matrice ne pût fuir au toucher, la longueur de fon col nous empêcheroit d'en reconnoître la dilatation & l'étendue. La matrice, en effet, n'étant pas encore élevée au deffus du *pubis*, le changement du ventre commence à peine à être fenfible, d'autant plus que les inteftins ne font que très-peu repouffés en haut. C'eft de-là qu'eft venue peut-être l'ancienne obfervation que l'*abdomen* s'applatit dans le commencement de la grosseffe plus qu'à l'ordinaire, parce que les inteftins font pouffés vers les côtés. C'eft à ce période que les femmes rifquent plus fouvent de faire des fauffes-couches. Néanmoins une heureufe expérience nous apprend que, quoiqu'elles foient quelquefois confidérablement affoiblies par des pertes exceffives, rarement elles en meurent; mais tôt ou tard leurs forces fe relèvent au moyen du travail qui fe déclare, & qui dilate par degrés le col & l'orifice de la matrice, & fait prononcer les membranes avec les eaux. Alors, fi le *placenta* eft détaché de la

ſurface interne de la matrice, tout le contenu eſt chaſſé au dehors. Mais, ſi le *placenta*
eſt encore adhérent, les membranes ſe rompent, les eaux & le *fœtus* ſortent, la perte
diminue à raiſon de la contraction de la matrice, & pour l'ordinaire le délivre eſt ex-
pulſé plus ou moins promptement.

L'on doit auſſi juger, par l'examen de
cette Figure, qu'il eſt beaucoup plus ſûr de
retenir les vidanges, de ſoutenir les forces
de la malade, & d'attendre avec patience
les efforts de la nature, que d'ouvrir de force
l'orifice de la matrice, & de terminer l'accouchement avec la main, ou avec les inſtrumens ; car on pourroit lacérer ou enflammer ces parties.

Voyez C, en la Pl. XXXVII ; & vol. I,
liv. II, chap. 2, ſect. 2, 3, 4 ; vol. II, recueil 12, n° 2.

La ſeconde Figure repréſente la matrice
au quatrième ou cinquième mois de la groſſeſſe, dans les mêmes vue & coupe que la
précédente ; excepté qu'on n'a point enlevé
la partie antérieure du col de la matrice.

Dans l'état naturel, l'orifice & le col de
la matrice ſont recouverts par le vagin, &
ces parties ſont unies enſemble : mais ici le
vagin G. eſt un peu plus écarté du col & de
l'orifice I. que dans la première Fig. afin de
laiſſer voir plus diſtinctement les parties K.

La partie inférieure du fond de la matrice, dont on discerne quelquefois l'étendue à travers le vagin, en pressant avec le doigt sur la partie antérieure ou latérale.

La matrice à ce terme est déja si dilatée, qu'elle remplit la partie supérieure du bassin: elle commence aussi à s'accroître de telle manière, qu'elle parvient jusque sur ses rebords où elle est soutenue, son fond étant alors considérablement élevé au dessus du *pubis*. L'*abdomen* se trouvant aussi plus distendu, la femme s'apperçoit beaucoup mieux de son accroissement, & la matrice est contenue par la pression & par la résistance mutuelles des parties contenues, & des parois du ventre, de façon que son orifice ne peut plus s'élever & fuir au toucher comme auparavant. Dans une femme maigre, on peut quelquefois, à ce période de la grossesse, reconnoître l'étendue de la matrice par le vagin & par dessus le *pubis*; mais on ne peut rien découvrir de certain par la résistance ou la mollesse de l'orifice de la matrice & de ses lèvres, qui sont ordinairement au même état dans les premiers mois de la grossesse, comme auparavant.

On voit enfin le volume du *fœtus* avec le *placenta* attaché à la partie postérieure de la matrice.

Voyez les renvois au vol. I & II en la Planche précédente.

Explication de la septième Planche.

La Planche VII repréſente le ventre ouvert d'une femme groſſe de ſix à ſept mois.

A A A A. Les parois de l'*abdomen* ouvertes & renverſées.

B. La matrice.

C C C. Les inteſtins repouſſés vers le
haut.

DD. Les grandes lèvres, qui ſont quelquefois œdémateuſes pendant la groſſeſſe,
par rapport à la preſſion de la matrice ſur les
veines, & ſur les vaiſſeaux lymphatiques.
Si le gonflement œdémateux des lèvres eſt
tel qu'il empêche la malade de marcher, on
peut la ſoulager en faiſant des mouchetures
ſur les parties affeĉtées, & par ce moyen la
ſéroſité s'écoule en peu de temps. Mais,
comme l'infiltration ſe renouvelle, on eſt
obligé de répéter cette opération pluſieurs
fois avant l'accouchement, après lequel
tout ſe diſſipe. L'on doit faire obſerver ici,
que cette œdématie des lèvres ne peut jamais, ou que rarement, empêcher l'accouchement, puiſque ces lèvres ſont ſituées à
la partie antérieure des os *pubis*, & qu'il eſt
bien rare que la tumeur s'oppoſe à l'extenſion que doivent ſubir le frein, le périnée,
le vagin & le *rectum*. L'on voit par cette
Figure, que l'accroiſſement de la matrice

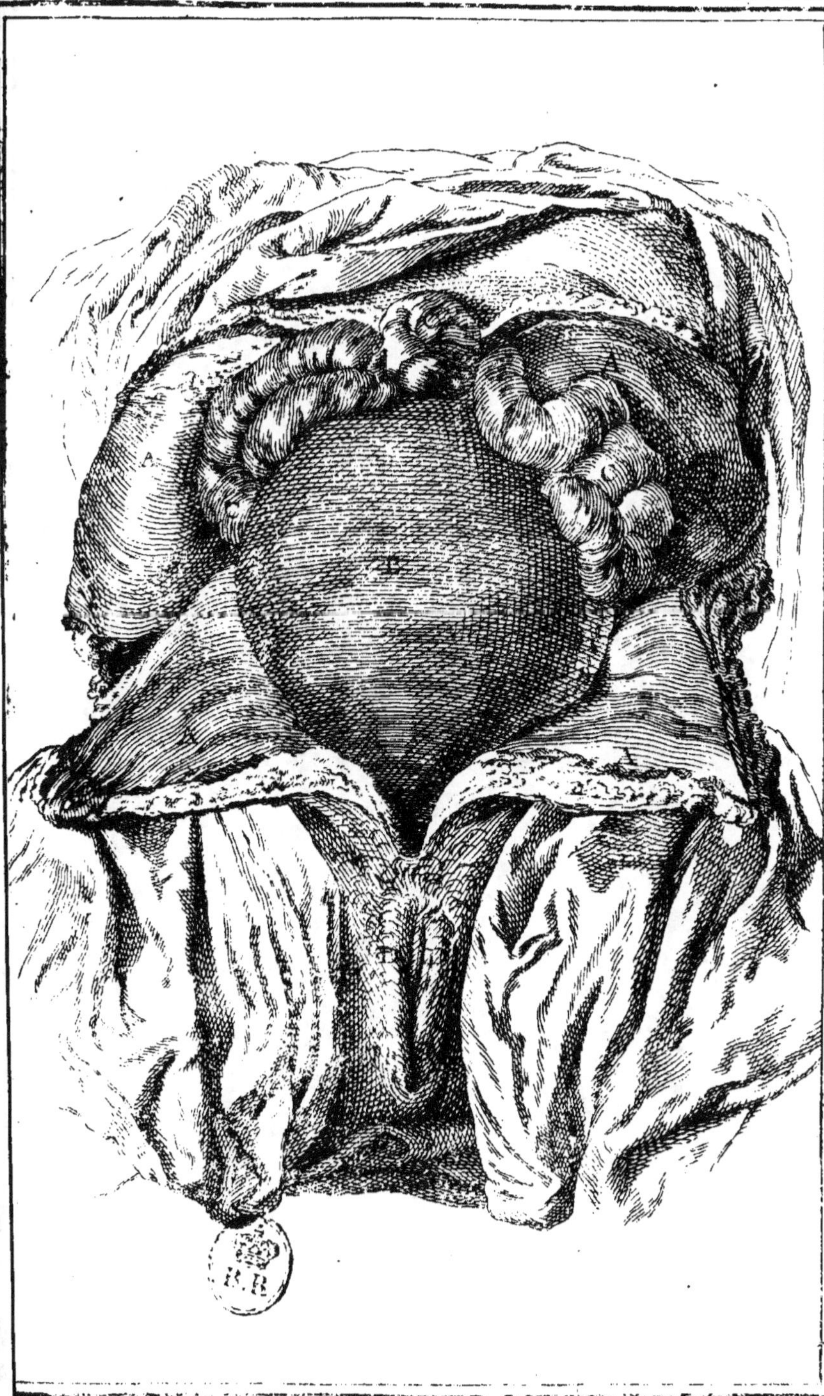

peut facilement s'appercevoir dans les fujets maigres, à travers les parois de l'*abdomen*, principalement fi les inteftins ne font point placés en devant. Mais en général, comme la matrice, en fe dilatant, remonte de plus en plus, les inteftins fe trouvent également preffés & repouffés de chaque côté. Ainfi, plus la femme approche de fon terme, & plus on fent facilement l'étendue de la matrice.

Voyez vol. I, liv. I, chap. 3, fect. 3; liv. III, chap. I, fect. 2; & vol. II, rec. 12, 13.

Explication de la huitième Planche.

La Planche VIII repréfente, au même point de vue, & au moyen de la même coupe qu'à la Planche VI, la matrice gravée dans la Planche précédente, pour démontrer les parties qu'elle contient dans fa cavité, en l'état où elles font au fixième ou feptième mois de la groffeffe.

A. La matrice dilatée jufqu'à la région ombilicale.

B B. La partie fupérieure des os des *îles*.

C C. Les cavités cotyloïdes.

D D. Les parties poftérieures reftantes des os *ifchium*. E. L'anus. F. Le vagin.

G. La veffie urinaire.

H. Le col de la matrice plus court que

dans la Planche VI, & remonté plus haut par la dilatation de la matrice portée au deſſus des bords du baſſin.

I. Les vaiſſeaux de la matrice plus dilatés qu'ils ne ſont hors de l'état de groſſeſſe.

K. Le *placenta* attaché à la partie inférieure & poſtérieure de l'*uterus*.

L L. Les membranes qui enveloppent le *fœtus*, dont la tête (comme dans les Figures de la Planche VI,) eſt ſituée à la partie inférieure de la matrice ; ſituation que je crois être la plus ordinaire, toutes les fois qu'il y a une grande quantité d'eau, parce que la tête pèſe plus que toute autre partie. Quant à la ſituation du corps du *fœtus*, quoique ſes parties antérieures ſoient le plus ſouvent tournées vers les côtés & vers la partie poſtérieure de la matrice, on les a ici, auſſi-bien que dans la Planche précédente, repréſentées vers la partie antérieure, pour les faire voir plus diſtinctement, & d'une manière pittoreſque.

Voyez vol. I, liv. I, chap. 3, ſect. 3, 4; vol. II, recueil 13, n° 1.

Par cette Planche, l'on reconnoît la difficulté qu'il y a, à ce terme de la groſſeſſe, de dilater l'orifice de la matrice dans le cas d'une perte, par rapport à la longueur & à l'épaiſſeur du col de cet organe, principalement lors d'une première groſſeſſe

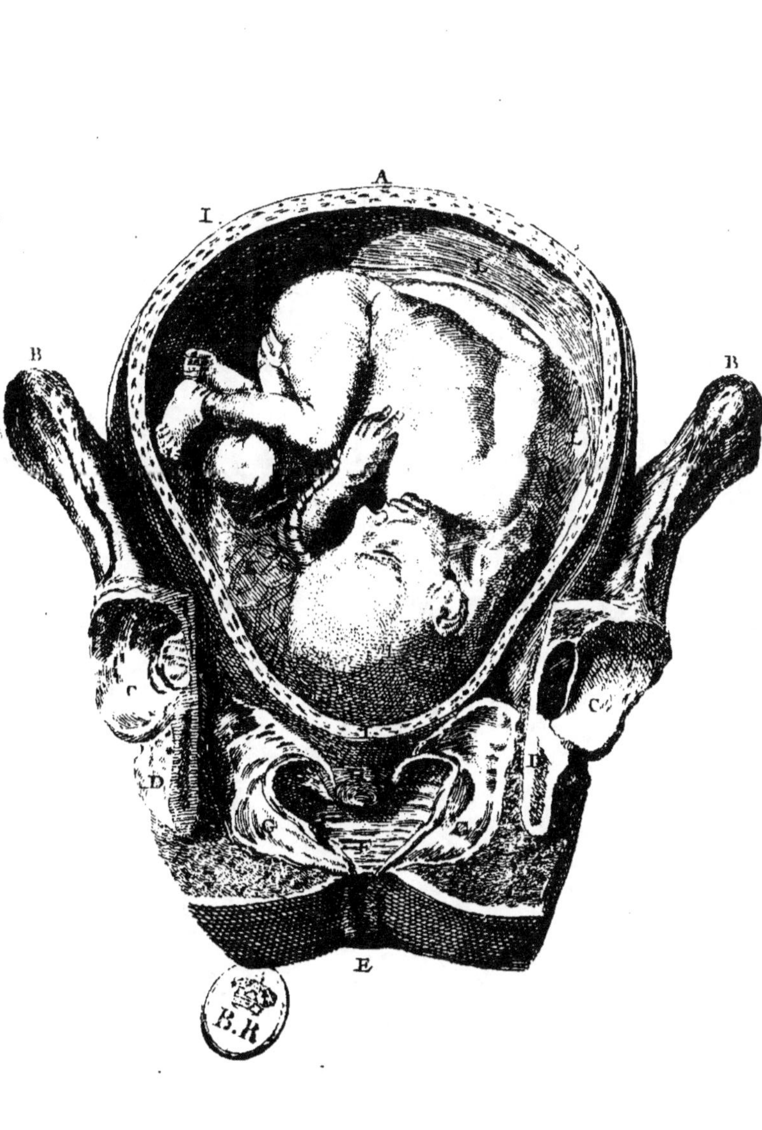
A
I
B
B
C
C
D
D
E
B.R.

feſſe. L'on doit ſuivre la même méthode que nous avons expoſée dans l'explication de la cinquième Planche, juſqu'à ce que les douleurs dilatent l'orifice. Si la perte devient conſidérable, les membranes s'ouvriront, l'*uterus* pourra ſe contracter, & la perte diminuera. Si le travail eſt jugé néceſſaire, on peut l'exciter en dilatant l'orifice de la matrice dans le temps des douleurs : s'il ne ſe déclare point, on peut le provoquer par la même méthode, quand la femme eſt en danger : ſi le péril eſt évident, & que la femme paroiſſe prête à expirer, l'*uterus*, comme on le voit par cette Planche, eſt à ce terme aſſez dilaté pour recevoir la main de l'opérateur, afin d'extraire le *fœtus*, en ſuppoſant que l'orifice interne puiſſe être dilaté avec ſûreté.

Enfin, l'on peut juger que les femmes ſont en plus grand danger à ce période & après, que dans les premiers mois de la groſſeſſe.

Voyez vol. I, liv. III, chap. 4, ſect. 3, n° 1, 2, 3 ; vol. III, rec. 33, n° 2 : *voyez* auſſi, dans les Obſervations de Médecine de la Société Littéraire d'Edimbourg, art. XVII, la diſſection d'une femme groſſe, par le docteur Donald Monro, médecin de Londres.

Explication de la neuvième Planche.

La Planche IX repréſente la matrice dans le huitième ou neuvième mois de la groſſeſſe, en la même vue & coupe que la précédente.

A. La matrice dilatée preſqu'au dernier point par les eaux, avec le *fœtus* qui y eſt contenu, entortillé du cordon, & la tête placée à la partie inférieure du baſſin.

B B. La partie ſupérieure des os des *îles.*

C C. Les cavités cotyloïdes.

D D. Les parties poſtérieures des os *iſchium.* E. Le *coccix.*

F. La partie inférieure du *rectum.*

GGG. Le vagin étendu de chaque côté.

H. L'orifice de la matrice, dont les lèvres paroiſſent plus larges & plus molles que dans la Planche précédente ; le col de la matrice eſt porté auſſi à ſa plus grande extenſion, & paroît entièrement effacé.

II. Partie de la veſſie urinaire.

K K. Le *placenta* attaché à la partie ſupérieure & poſtérieure de la matrice.

L L. Les membranes.

M. Le cordon ombilical.

Cette Planche démontre, ainſi que la précédente, de quelle manière la matrice ſe dilate, & comment ſon col ſe raccourcit

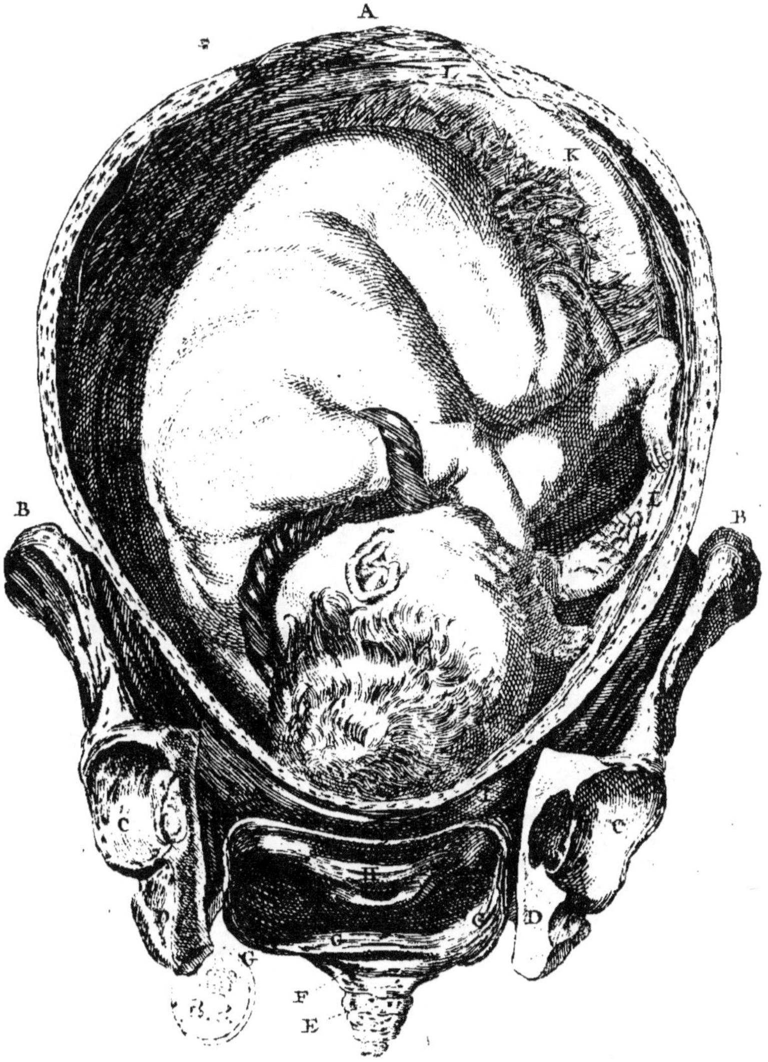

A
K
B
B
C
C
D
L
G
G
F
E

fui
ell
éc
ch
2:
vé
fœ
ro
né
O
di
te
d
la
la
au
pa
d

m

ju
p
c

fuivant les différens périodes de la groffeffe; elle marque auffi le volume du *fœtus*, pour éclaircir ce que nous avons dit vol. I, liv. I, ch. 3, fect. 4, 5; & liv. III, ch. 1, fect. 1, 2: *voyez* auffi vol. II, rec. 13, n° 1.

Quoiqu'on ait donné jufqu'ici pour une vérité invariable, que lorfque la tête du *fœtus* fe préfente au col utérin, la face eft tournée vers la paroi poftérieure du baffin, néanmoins fuivant les obfervations de M. *Ould*, ainfi que felon quelques dernières diffections de matrices de femmes enceintes, & par ce que j'ai moi-même obfervé dans la pratique, je fuis porté à croire que la tête fe préfente la plupart du temps dans la pofition ici repréfentée, avec une oreille au *pubis*, & l'autre à l'os *facrum*. Je ne nie pas que cela ne puiffe varier fuivant la forme de la tête, ou la conformation du baffin.

Confultez les Planches élégantes de la matrice enceinte, de M. *Hunter*.

Explication de la dixième Planche.

La Planche X repréfente de front, des jumeaux au commencement du travail; la partie antérieure de la matrice eft enlevée, comme dans les Planches précédentes.

A. La matrice dilatée, avec les membranes & les eaux.

BB. Les parties supérieures des os des îles. CC. Les cavités cotyloïdes.

DD. Les os *ischium*. E. Le *coccix*.

F. La partie inférieure du *rectum*.

GG. Le vagin.

H. L'orifice interne dilaté environ de la largeur d'un doigt, & la bosse formée par les membranes & les eaux dans le temps des douleurs.

II. La partie inférieure de l'*uterus* distendue par les eaux qui sont au-devant de la tête de l'enfant qui se présente.

KK. Deux *placenta* adhérens à la partie postérieure de la matrice. Les deux *fœtus* sont en devant ; l'un a sa tête située convenablement à la partie inférieure de la matrice, & l'autre est dans une situation contre nature, la tête en haut : le corps de chacun est entortillé de son propre cordon ; ce qui arrive fréquemment dans la situation naturelle ou contre nature.

LLL. Les membranes qui appartiennent à chaque *placenta*.

Cette représentation des jumeaux, en suivant l'ordre de mon Traité d'Accouchemens, auroit dû trouver sa place parmi les dernières Planches ; mais, comme cela ne tiroit à aucune conséquence, je l'ai placée ici, afin de faire voir l'orifice de la matrice devenu plus mince que dans la Figure pré-

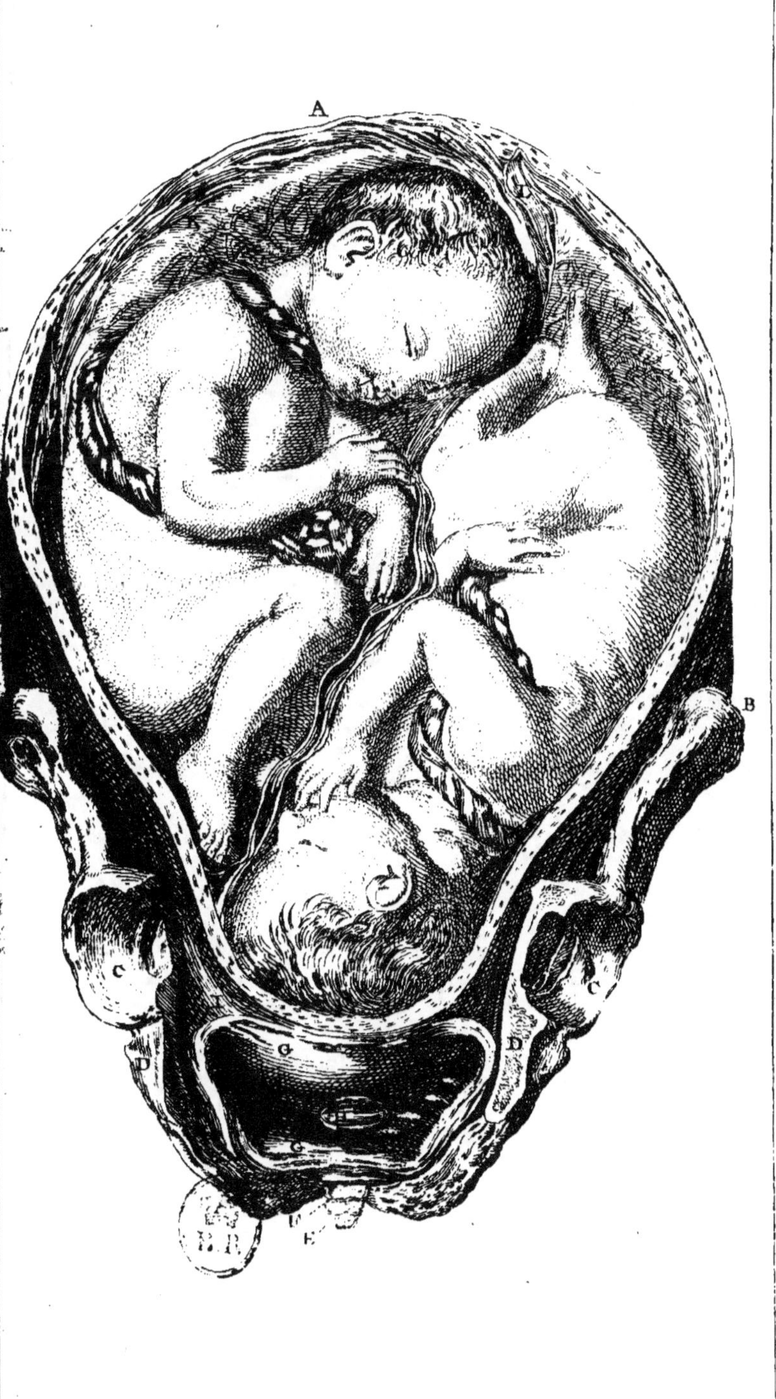

réd
par
ver
d'u

dif
M.
da

&
vo

fr
au
le
P
le
el
ea

le
8

cédente, & un peu plus ouvert & dilaté par les eaux & les membranes, qui se trouvent faire bosse en dehors, avant la tête d'un des *fœtus*, dans le temps du travail.

Les jumeaux se trouvent souvent situés différemment en différens cas : mais **M.** *Mackenzie* les a trouvés en cette situation dans une femme qu'il ouvrit dernièrement.

Voyez vol. I, liv. III, chap. 1, sect. 4, & chap. 5, sect. 1 ; vol. II, rec. 14 ; & vol. III, rec. 37.

Explication de la onzième Planche.

La Planche XI donne une autre vue de front de la matrice d'une femme enceinte, au commencement du travail : on en a enlevé la partie antérieure, comme dans la Planche précédente ; mais dans celle-ci, les membranes n'étant point ouvertes, elles forment un grand sac qui contient les eaux & le *fœtus*.

A. La substance de la matrice.

BB. CC. DD. Les os du bassin.

E. Le *coccix*.

F. La partie inférieure du *rectum*.

GGGG. Le vagin.

HH. L'orifice de la matrice fort dilaté dans le temps des douleurs, avec les membranes & les eaux I qui se présentent. Cette cir-

conftance nous annonce ordinairement que
le travail commence ; au lieu que le léger
degré de dilatation repréfenté dans la Pl.
précédente, ne fuffit pas pour nous en affurer, à moins que les douleurs ne foient ré-
gulières & fortes : car l'orifice eft fouvent
dilaté plufieurs jours, & même quelques fe-
maines avant que le travail fe déclare.

K. Le *chorion*.

L. La même membrane féparée de la
partie inférieure de la matrice, afin de
laiffer voir la tête de l'enfant à travers l'*am-*
nios. Cette idée eft tirée des Planches de
la matrice enceinte d'ALBINUS.

M. Le *placenta*, dont la furface externe
& convexe, qui eft divifée en nombre de
lobes, eft la feule repréfentée ici, la face
concave & interne étant couverte par le
chorion : on a trouvé le *placenta* attaché à
toutes les différentes parties de la furface
interne de la matrice, & quelquefois même fur l'intérieur de l'orifice de cet organe.
Cette dernière pofition occafionne toujours une perte auffitôt que l'orifice commence à fe dilater.

Les Planches VI, VIII, IX, X, font
voir la face interne du *placenta*, qui regarde
le *fœtus*, avec les vaiffeaux qui, venant du
cordon, vont s'infinuer dans les différens
lobes qui le compofent.

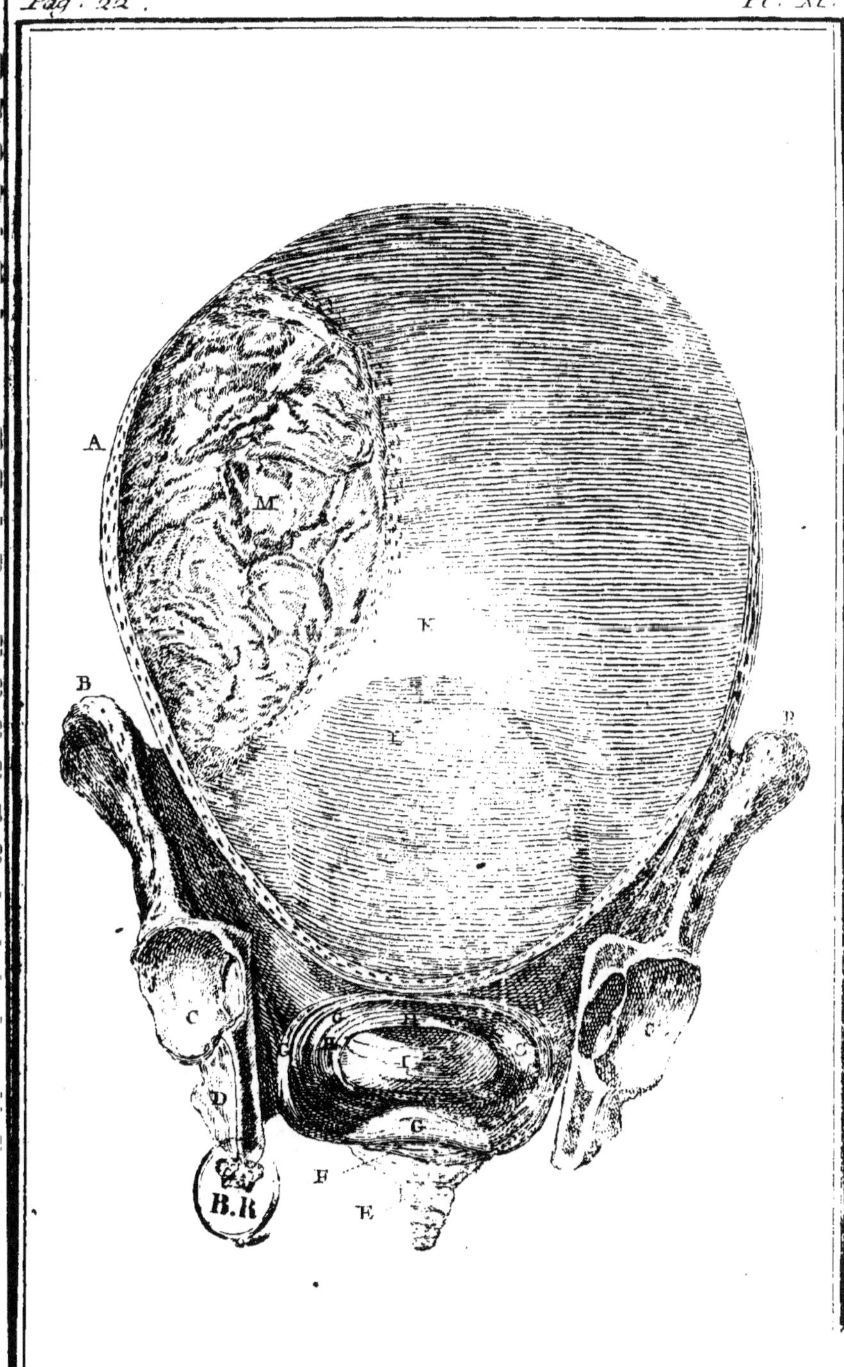
A
M
B
K
L
D
C
D
C
C
C
G
D
F
B.R
E

re
du
du,
ver
s'éc
à t
fan
de
me
au
pai
va
fu
fe
le
mé
cia
q
fi
di
M
l'e
co
fe
l'a

fe
re

Les Planches XXX & XXXIII démontrent l'infertion du cordon dans l'*abdomen*
du *fœtus*. Pour ce qui concerne l'expulfion
du *placenta*, quand les membranes font ouvertes, la matrice fe contracte, & les eaux
s'écoulent jufqu'à ce que la matrice vienne
à toucher immédiatement le corps de l'enfant : dès que celui-ci eft forti, la matrice
devient plus épaiffe, & fe contracte fortement fur le *placenta* & fur les membranes ;
au moyen de cette contraction, ils fe fé-
parent peu à peu, & font pouffés dans le
vagin. Cela nous apprend que nous devons
fuivre la méthode que la nature nous en-
feigne, en attendant avec patience que
le délivre fe fépare doucement & de lui-
même. C'eft la pratique la plus sûre, fpé-
cialement quand la femme eft foible, puifque la perte n'eft ni auffi grande ni auffi
fubite que lorfqu'on précipite la fortie
du délivre, fuivant la méthode ordinaire.
Mais nous ne devons pas donner dans
l'extrémité oppofée, & nous devons au
contraire aider la nature, lorfqu'elle ne
fe fuffit pas à elle-même pour expulfer
l'arrière-faix.

Voyez volume I, liv. III, chap. 1,
fect. 4, chap. 2, fect. 2, 5 ; volume II,
recueil 14, 23.

B iv

Explication de la douzième Planche.

La Planche XII repréſente dans une vue latérale, au moyen d'une coupe longitudinale des parties, la matrice d'une femme enceinte quand le travail eſt un peu avancé.

A. La dernière vertèbre du dos.

B. Le creux de l'eſtomac, dont la diſtance à cette vertèbre eſt ici déſignée par une ligne ponctuée, ainſi qu'une partie de la région qui eſt au deſſous du diaphragme.

CC. L'épaiſſeur & la figure ordinaires de la matrice, quand elle eſt diſtendue par les eaux au dernier terme de la groſſeſſe.

D. La matrice contractée & devenue plus épaiſſe après l'évacuation des eaux.

EE. FF. La figure de la matrice, quand elle eſt étendue plus haut qu'à l'ordinaire; ce qui occaſionne des vomiſſemens & de la difficulté de reſpirer. Conſultez à ce ſujet M. LEVRET ſur le mécaniſme des différentes groſſeſſes.

G. L'os *pubis* du côté gauche.

H H. L'orifice interne.

I. Le vagin. K. La nymphe gauche.

L. La grande lèvre du même côté.

M. Une portion de la veſſie.

N. L'*anus*.

O. P. La feſſe & la cuiſſe gauches.

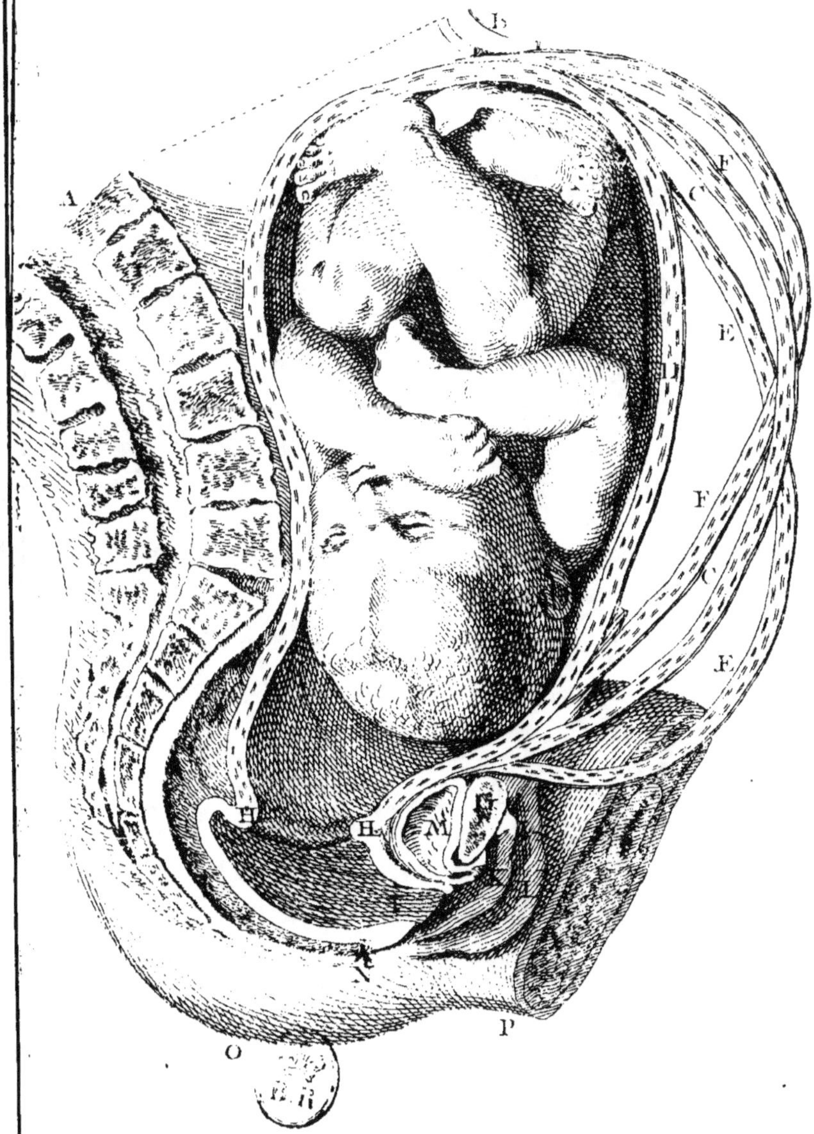

A
B
C
C
D
E
F
F
F
G
H
H
L
M
N
N
O
P
R

la
lat
au
vag
fée
me
len
me
rep
ver
os,
Au
le
po
van
bai
l'ex
fai
on

ten
le v
cer
fice

fec
fec
cue
rec

Dans ce période du travail, l'orifice de la matrice se trouvant de plus en plus dilaté par les membranes qui sont poussées au dehors, & qui commencent à étendre le vagin, une grande quantité d'eaux est chassée en même temps vers l'orifice ; & si les membranes se rompent, les eaux s'écoulent : alors la matrice se contracte elle-même plus fortement sur le *fœtus*, qui est ici représenté dans sa situation naturelle, le *vertex* appliqué à la partie supérieure des os *pubis*, & le front vers l'os des îles droit. Aussitôt que la matrice est contractée sur le corps du *fœtus*, la tête est forcée de se porter en arrière vers l'os *sacrum*, en suivant la ligne de l'*abdomen* B. G. & celle du bassin prise depuis le haut F. jusque proche l'extrémité du *coccix*, & par degrés l'enfant vient à être poussé plus bas, comme on le voit dans la Planche suivante.

Si les membranes ne sont pas immédiatement ouvertes par leur avancement dans le vagin, on doit attendre qu'elles avancent encore davantage, pour dilater l'orifice externe.

Voyez vol. I, liv. I, ch. 2, sect. 2, ch. 3, sect. 3, liv. III, c. 1, sect. 1, 2, 4, ch. 2, sect. 3, ch. 3, sect. 4, n° 5 ; vol. II, recueil 10, n° 4, cas 3, 4, rec. 14 ; vol. III, rec. 34, n° 2, cas 4.

Explication de la treizième Planche.

La Planche XIII eſt deſſinée dans la même vue & avec la même coupe de parties que la Planche VI. Elle repréſente la ſituation naturelle de la tête du *fœtus*, quand elle s'enfonce dans le centre du baſſin, après que l'orifice interne eſt tout-à-fait dilaté. Une grande quantité d'eau ſe trouve pouſſée avec les membranes par l'orifice externe, ſans qu'elles s'évacuent tout-à-fait, à cauſe de la tête qui remplit le vagin.

A. La matrice un peu contractée & un peu plus épaiſſe, parce qu'une partie des eaux s'eſt portée en avant de la tête du *fœtus*, ou écoulée auparavant.

BB. Les parties ſupérieures des os des îles.

C. La partie inférieure du *rectum*.

DD. Le vagin extrêmement diſtendu par la tête du *fœtus*.

EE. L'orifice interne entièrement ouvert.

F. Une portion du *placenta*.

GG. Les membranes.

HH. Les ligamens larges ; & II. les ligamens ronds, étendus vers le haut avec la matrice.

Le *vertex* du *fœtus* eſt ſuppoſé préſentement dans la partie inférieure de l'os iſ-

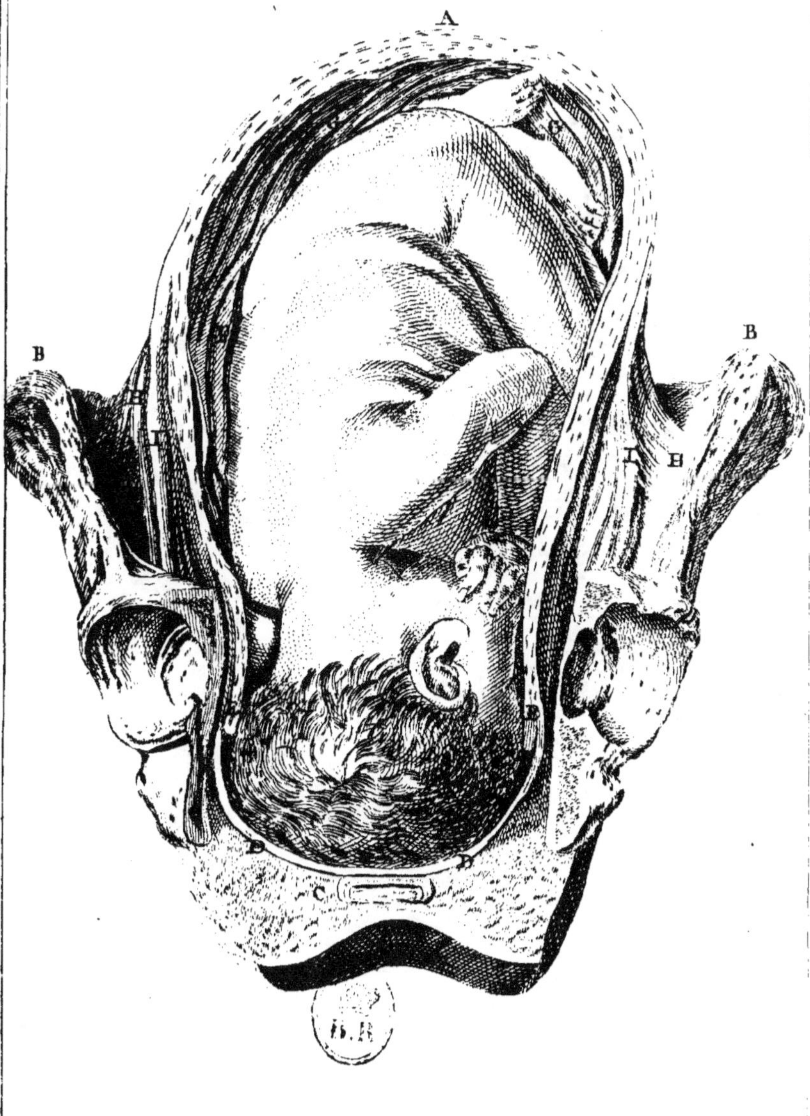

A
B
B
C
D

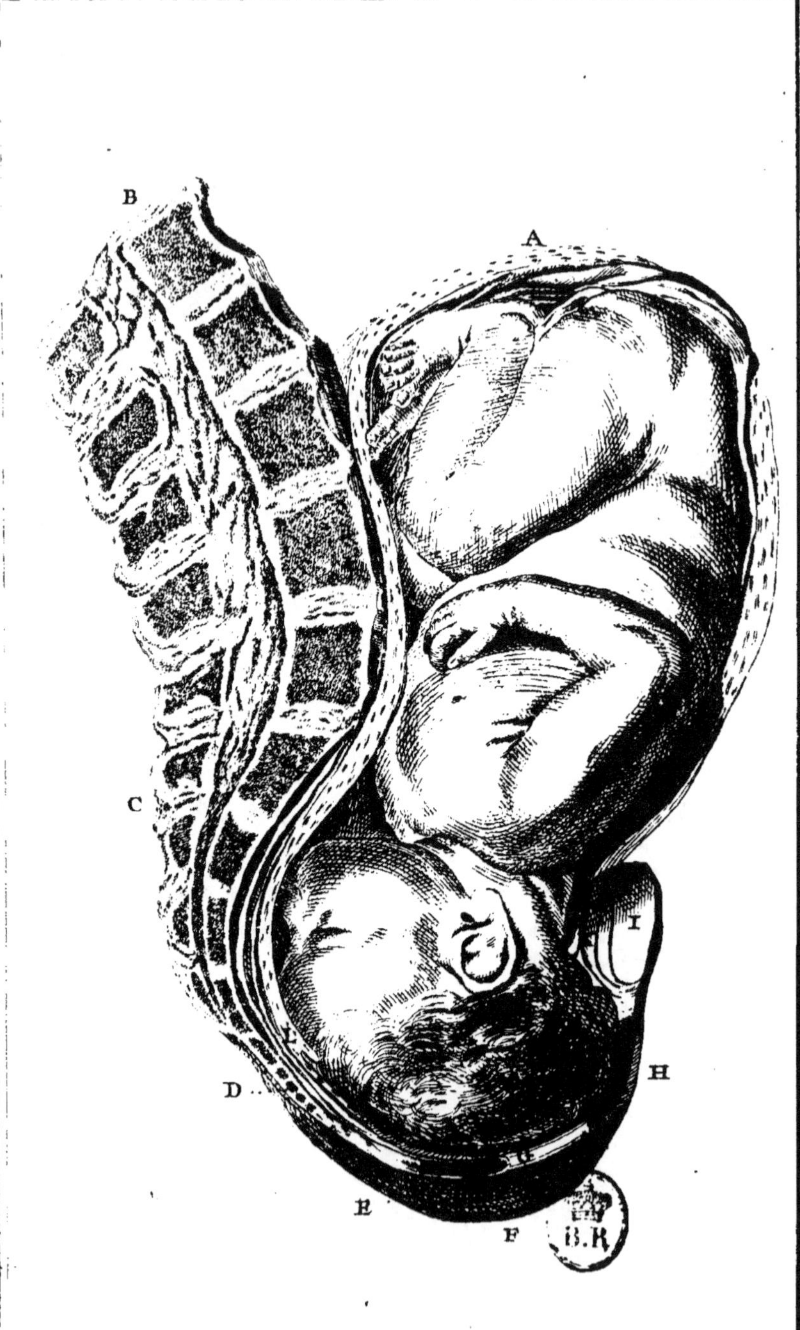

chium droit , & la partie la plus large de la
tête , à la partie étroite & inférieure du baſſin. Le front , par la force des douleurs, eſt
par degrés porté en arrière ; & , comme la
tête avance de plus en plus, le *vertex* & l'oc-
ciput avancent ſous le *pubis* , comme dans
la Planche qui ſuit. Il étoit donc bien impor-
tant de ſavoir que la largeur du baſſin eſt
plus conſidérable d'un côté à l'autre, que de
la partie poſtérieure à la partie antérieure ,
& qu'il y a plus de largeur du front à la nu-
que de l'enfant, que d'une oreille à l'autre.

Voyez vol. I, liv. I, ch. 1, ſect. 3, 5 ; &
liv. III, ch. 3, 4, n° 3 ; vol. II, rec. 14.

Explication de la quatorzième Planche.

La Planche XIV, gravée dans la même
perſpective & avec la même coupe de parties, repréſente le front du *fœtus*, qui (ſuivant ſa progreſſion en bas, dans la poſition
que déſigne la Planche précédente) ſe porte
en arrière ſur l'os *ſacrum* , pendant que l'oc-
ciput ſe trouve ſous le *pubis*. Par ce moyen
la partie la moins large de la tête ſe rencontre
dans la partie la plus étroite du baſſin, c'eſt-
à-dire, entre les parties inférieures des os
iſchium. Ainſi, quoique la diſtance entre les
parties inférieures de ces os ſoit bien moindre que la diſtance qui ſe trouve entre le

coccix & le *pubis* ; cependant, comme la cavité du baſſin eſt beaucoup plus baſſe à ſa
partie antérieure que dans les parties latérales, quand l'*occiput* du *fœtus* eſt parvenu à
la partie inférieure de l'un des os *iſchium*, il
ſe porte ſous le *pubis* : de-là on peut juger
qu'il en eſt de même comme ſi le baſſin eût
été plus large dans ſa partie poſtérieure que
d'un côté à l'autre. La tête élargit également
cette cavité, en preſſant ſur le *coccix*, & en
repouſſant les parties extérieures en forme
d'une large tumeur, comme on le verra
mieux dans la Planche ſuivante.

A. La matrice contractée immédiatement ſur le *fœtus*, après que les eaux ſe
ſont écoulées.

B C D. Les vertèbres des lombes, l'os
ſacrum & le *coccix*. E. L'*anus*.

F. La lèvre gauche. G. Le périnée.

H. L'orifice externe qui commence à ſe
dilater.

I. L'os *pubis* du côté gauche.

K. Une portion de la veſſie.

L. La partie poſtérieure de l'orifice de
la matrice.

Explication de la quinzième **Planche.**

La Planche **XV** eſt faite pour démontrer
principalement de quelle manière le périnée

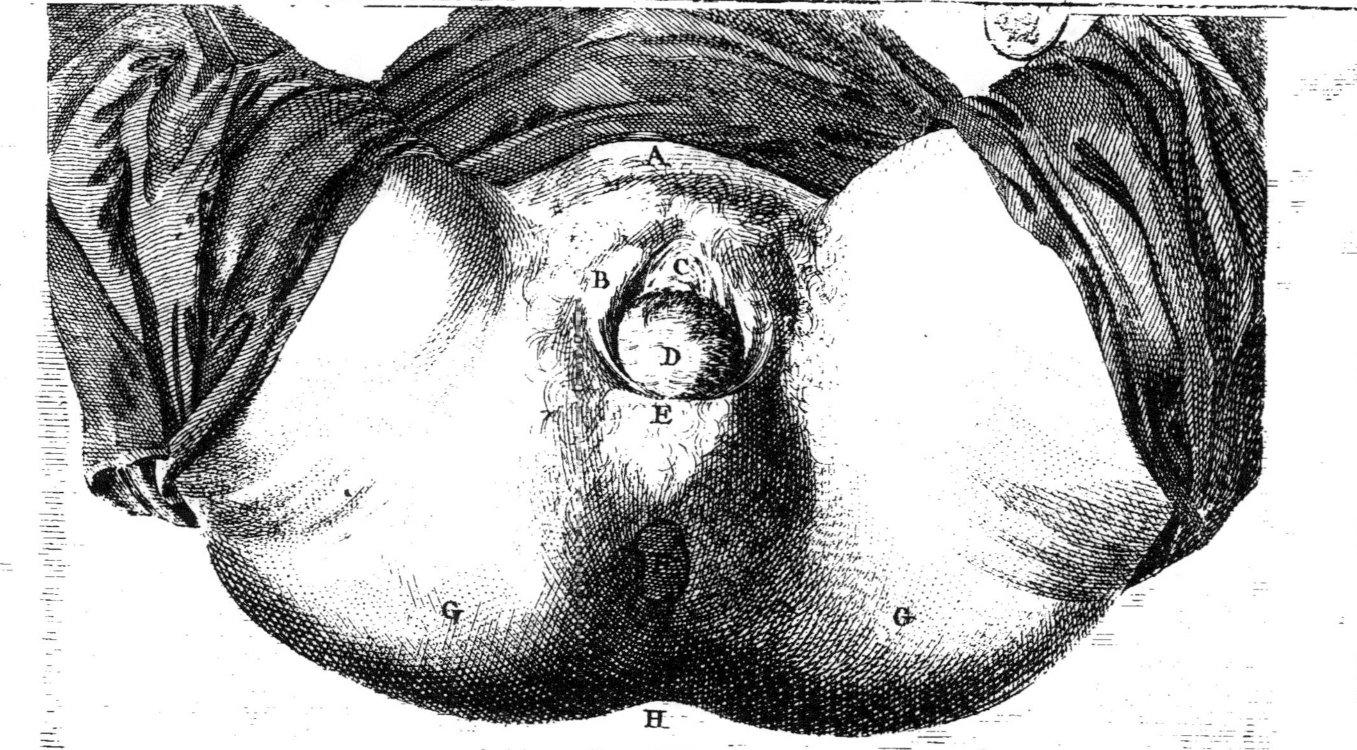
A
B
C
D
E
G
G
H

g
d
gr

do
ch
rc

pa
ui

r

ce
gu
n
pe
tro
gu
ce
ne
tro
ce
je
pr
ter
fe

& les parties extérieures fe trouvent étendus par la tête du *fœtus*, dáns une première groffeffe, vers la fin du travail.

A. L'*abdomen*. B. Les grandes lèvres.

C. Le *clitoris*, & fon prépuce.

D. La partie chevelue de la tête du *fœtus*, dont le *vertex* eft tuméfié dans un accouchement laborieux, & pouffé jufqu'à l'orifice externe.

E F. Le périnée & l'*anus* portés en avant par la tête du *fœtus*, en forme d'une large tumeur.

GG. Les parties qui recouvrent les tubérofités des os *ifchium*.

H. La partie qui recouvre l'os *coccix*.

Le périnée, dans cette Figure, a deux pouces d'étendue ; ce qui fait le double de fa longueur naturelle : mais quand l'orifice externe eft ainfi dilaté par la tête du *fœtus*, pour permettre l'accouchement, le périnée fe trouve généralement étendu jufqu'à la longueur de trois & quelquefois de quatre pouces ; l'*anus* s'étend auffi d'un pouce ; les parties comprifes entre l'*anus* & le *coccix* fe trouvent de même fort diftendues. Toutes ces obfervations doivent faire fentir aux jeunes praticiens la néceffité de ne jamais précipiter alors l'accouchement, mais d'attendre plutôt & de permettre aux parties de fe dilater doucement ; puifque dans la violence des douleurs, la sortie précipitée de la tête de l'enfant peut occasionner le déchirement des parties. L'opérateur doit par conséquent appuyer, avec la paume de la main, contre le périnée, afin que la tête soit soutenue dans son passage, jusqu'à ce que l'orifice externe soit suffisamment dilaté, & afin que l'accouchement se fasse sans déchirer le frein ni les parties qui se trouvent entre celui-ci & l'*anus*, d'autant plus qu'elles sont alors très-émincées.

Voyez vol. I, liv. III, ch. 2, sect. 2, ch. 3, sect. 4, n° 1 ; & liv. IV, ch. 1, sect. 1 ; & vol. II, rec. 14, 24 ; vol. III, rec. 40.

Explication de la seizième Planche.

La Planche XVI, ainsi que les trois suivantes, fait voir de quelle manière la tête du *fœtus* se trouve embrassée dans toute sa longueur par le *forceps*, comme par des mains artificielles, quand on a jugé nécessaire de s'en servir, pour la plus grande sûreté de la mère & de l'enfant. Dans cette Planche, la tête est représentée comme enclavée dans le bassin, en la même position désignée par la Planche XII.

A A. B. C. Les vertèbres des lombes, l'os *sacrum* & le *coccix*.

D. L'os *pubis* du côté gauche.

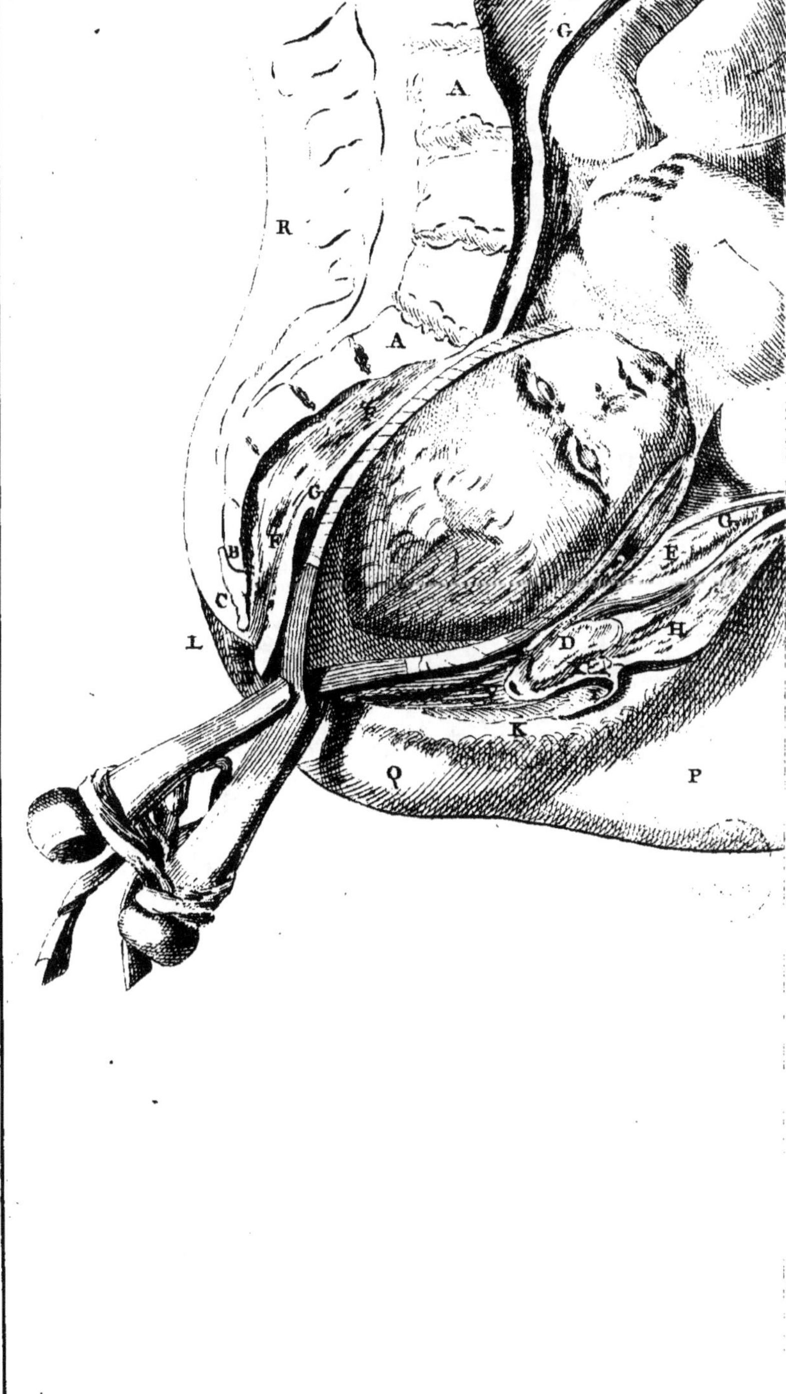

lon
fur
fel.
pie
tre.
fou
co
cu.
pui
par
à la
d'u
ne
rate
po
l'or
ma
la

E. Une partie de la veſſie.

FF. L'inteſtin *rectum*.

GGG. La matrice.

H. Le mont de *Vénus*.

I. Le *clitoris* avec la nymphe gauche.

X. Le corps caverneux du *clitoris*.

V. Le conduit de l'urine.

K. La grande lèvre gauche. L. L'*anus*.

N. Le périnée.

P. Q. La feſſe & la cuiſſe gauches.

R. La peau & la partie muſculaire des lombes.

La femme, en pareil cas, peut être ſituée ſur le côté, comme dans cette Planche, les feſſes un peu avancées ſur le côté ou ſur le pied du lit, les genoux repliés contre le ventre, & un oreiller entre deux; on doit avoir ſoin en même temps que les parties ſoient couvertes & bien garanties de l'air. Si le cuir chevelu du *fœtus* eſt ſi tuméfié, qu'on ne puiſſe diſtinguer la vraie ſituation de la tête par le moyen des ſutures, comme on le voit à la Planche XXI; ou ſi, par l'introduction d'un doigt du côté du *pubis* ou de l'aine, on ne peut trouver l'oreille ou l'*occiput*, l'opérateur doit profiter du temps des douleurs, pour dilater avec les doigts, & par degrés, l'orifice externe, juſqu'à ce que toute ſa main puiſſe être introduite dans le vagin, & la gliſſer tout à plat entre la partie poſté-

rieure du bassin & la tête de l'enfant. Il faut
la pousser alors le plus haut qu'il est possible,
afin de pouvoir atteindre avec le doigt l'o-
reille & la partie postérieure du cou. Quand
l'opérateur aura reconnu la situation de la
tête, il doit retirer sa main, & attendre quelque temps pour voir si les parties, en s'é-
tendant un peu plus, ne renouvelleront ou
n'augmenteront point les douleurs, & si
elles ne procureront pas assez d'espace pour
que la tête puisse avancer dans le bassin. Si
ces tentatives sont insuffisantes, il faut introduire de nouveau les doigts comme auparavant, & porter une des branches du *forceps*
(qu'on aura enduit de pommade) le long de
l'intérieur de la main & des doigts, jusqu'à
l'oreille gauche de l'enfant, comme on le
voit dans la Planche. Mais si le bassin est mal
conformé, & déjeté vers la partie supérieure
de l'os *sacrum*, & que par cette raison on ne
puisse mouvoir un peu le front en arrière,
pour tourner sur le côté du bassin l'oreille
qui empêche l'extrémité du *forceps* d'y passer ; en ce cas, la branche de cet instrument
doit être introduite le long de la partie postérieure de l'oreille, du côté de l'os mal conformé : il faut ensuite retirer la main, prendre le manche de la branche introduite, &
la tenir avec cette main, jusqu'à ce que le
derrière & le périnée cèdent. Pendant ce
temps-

temps-là, on doit porter les doigts de l'autre main dans l'orifice de la matrice, sous le *pubis* ou l'aine droite, & faire glisser l'autre branche justement à l'opposite de la première. Cela fait, les manches étant tenus fermes & joints ensemble, on peut amener la tête toujours de plus en plus bas à chaque douleur, jusqu'à ce que le *vertex* soit avancé jusqu'à la partie étroite du bassin, entre les tubérosités des os *ischium*. On peut alors la retourner de l'*ischium* gauche sous le *pubis*, & placer le front en arrière sur la partie concave de l'os *sacrum* & du *coccix*, comme dans la planche XVII; après quoi on la tire peu à peu, comme dans les planches XVIII & XIX. Mais si l'on appercevoit que, pour en faire l'extraction, il fallût employer une force considérable, parce que la tête seroit grosse & le bassin étroit, il seroit besoin d'assujettir ensemble les deux branches du *forceps* avec un cordon, comme il est représenté dans cette planche, afin d'empêcher qu'elles ne puissent glisser & changer de situation. Il seroit bon, en ce cas, que la femme fût couchée sur son dos, comme dans la planche XXIV. Cette situation convient mieux pour extraire la tête, que la position sur le côté.

Cette planche fait voir encore qu'il est à propos d'élever en haut les manches du

Tome IV.   C

forceps, du côté du ventre de la mère, autant que l'orifice externe peut le permettre ;
& que ses branches doivent suivre la ligne
qu'on supposeroit de cet orifice à l'espace
mitoyen entre l'ombilic & le creux de l'es-
tomac. Quand les branches sont appliquées
le long des oreilles & des côtés de la tête,
elles sont plus rapprochées l'une de l'autre ;
elles ont une prise plus forte, & elles blessent
& marquent moins que lorsqu'elles sont placées sur les os occipital & frontal.

Voyez vol. I, liv. III, ch. 3, de la sect. 1
jusqu'à la 6 ; & le vol. II, rec. 25, 26, 27 &
29.

Explication de la dix-septième Planche.

La Plance XVII représente , dans la
même vue que la précédente, & par des lignes ponctuées, la tête du *fœtus* tirée en bas
par le *forceps* , & tournée dans la même
position que dans la planche XIV, pour
imiter la progression naturelle occasionnée
par les douleurs du travail, qui pourroient
produire le même effet, sans qu'il fût nécessaire de se servir du *forceps*. La nécessité
de recourir à cet instrument peut venir des
différentes causes mentionnées dans le premier vol. liv. III, ch. 3, sect. 2, 3, 4 & suiv.
Par la vue de cette Planche, la position

A
G
G
F
B
C
L
M
N
E
D
X
I
K
H
G
O
Q
R
S

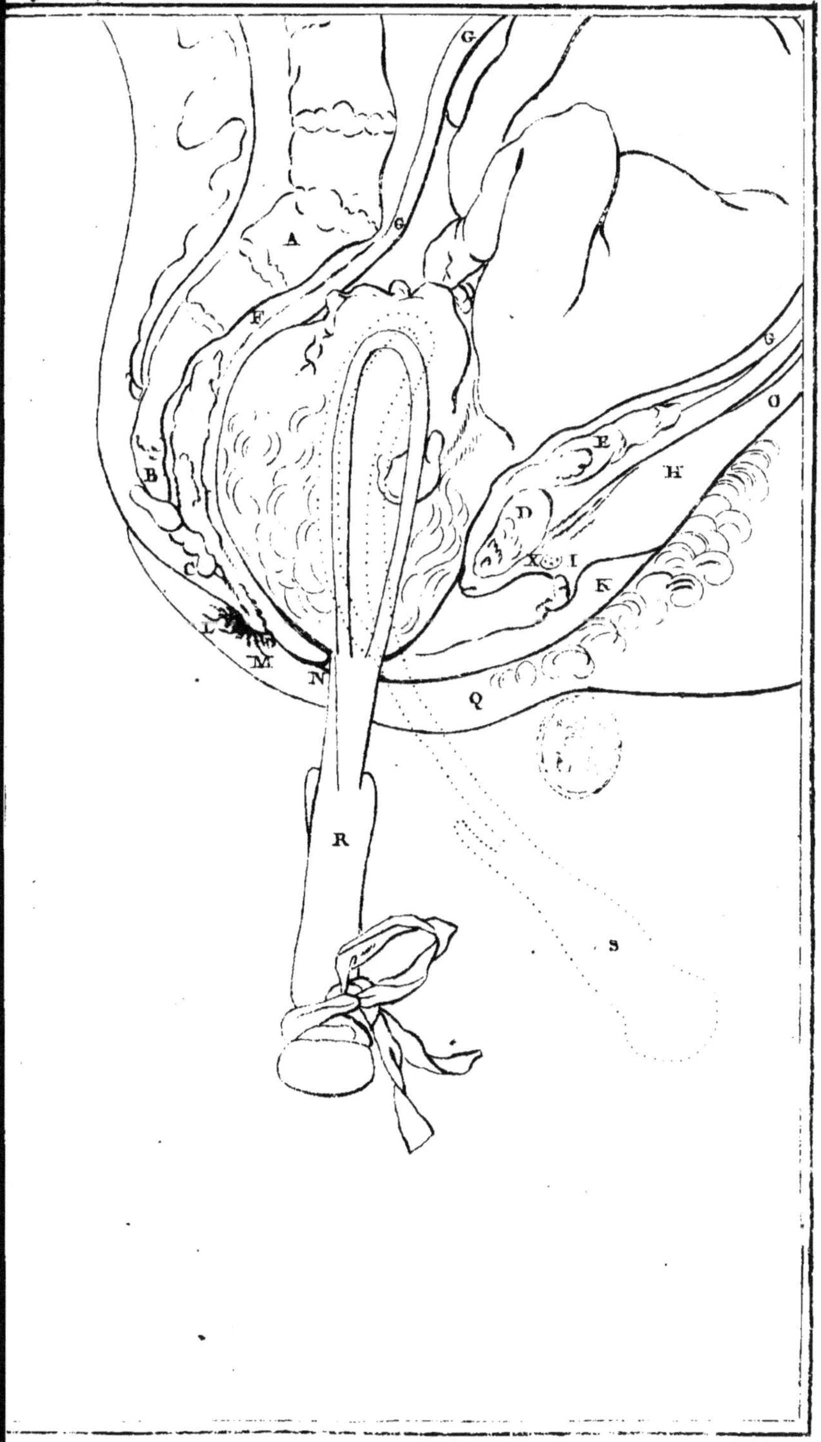

du
tie
me
ver
che
des
qui
chi
co
mo
tre
da
au
re
sai
da
tu
er
c
u
le
se
X.
ce
po
le
qu
da
da
ce

du *forceps* le long des oreilles & de la partie étroite de la tête, est plus particulièrement désignée. On y voit aussi que, quand le *vertex* est tourné du côté de l'*ischium* gauche, où il a été représenté, il parvient à se dégager en glissant sous le *pubis*, & le front qui étoit appliqué contre le milieu de l'*ischium* droit, se retourne & passe dans la concavité de l'os *sacrum* & du *coccix* : par ce moyen la partie la moins large de la tête se trouve présentement entre les os *ischium*, ou dans la partie étroite du bassin ; & comme alors l'*occiput* se porte dessous le *pubis*, la tête continue de descendre avec plus d'aisance. Quand la tête est avancée aussi bas dans le bassin, s'il n'est pas possible de distinguer sa situation au moyen des sutures, on peut le plus souvent la reconnoître en cherchant l'*occiput* ou le cou du *fœtus* avec un doigt, qu'on introduira entre l'*occiput* & le *pubis*, ou vers l'une des aines. Si la tête se trouve alongée, comme dans la planche XXI, & qu'elle ait été plusieurs heures dans cette situation, les douleurs ne suffisent point pour terminer l'accouchement ; on doit donc se servir du *forceps* pour sauver l'enfant, quoique la femme ne soit pas autrement en danger : mais si la tête est encore fort haut dans le bassin, comme en la planche précédente, on ne doit employer le *forceps*

C ij

que dans la néceffité la plus urgente.

Cette planche montre auffi que les manches du *forceps* doivent toujours être appliqués près du périnée; &, dans cette pofition, ils font dans une même ligne directe
avec la partie fupérieure de l'os *facrum*:
mais fi on les porte plus en arrière, quand
la tête eft un peu plus haut dans le baffin,
ils fuivent la ligne qui répond au creux de
l'eftomac. Quand on applique le *forceps*,
lorfque la tête eft dans cette dernière fituation, on l'introduit plus facilement fi la malade eft couchée fur le dos, comme dans la
planche XXIV. Il ne devient néceffaire de
lier les manches de cet inftrument, que lorfqu'on a à craindre de les déplacer, en faifant retourner la femme du côté fur le dos.
J'ai eu plufieurs fois occafion de me fervir
avec utilité d'un *forceps* courbe, pour tirer,
fuivant fa longueur, la tête d'un enfant dont
le corps étoit forti le premier, comme on le
voit dans la planche XXXV. Je l'ai fait repréfenter ici par des lignes ponctuées. On
peut employer celui-ci, comme les autres
efpèces de *forceps*, dans les accouchemens
laborieux; mais on ne peut pas le manier
auffi aifément.

La plupart des parties de cette planche
étant défignées par les mêmes lettres que la
précédente, on peut y avoir recours pour

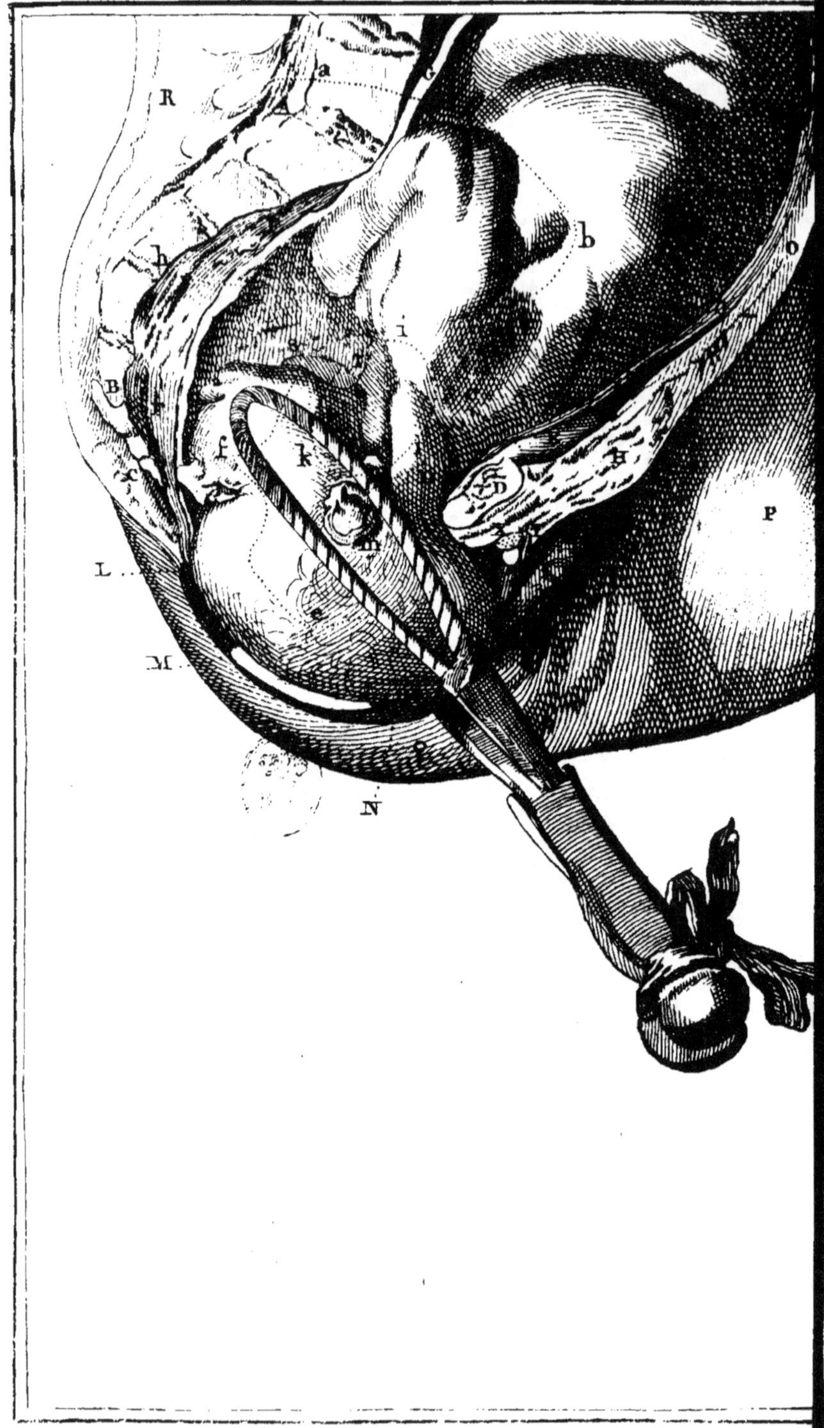
R
a
G
b
o
h
i
B
f
k
e
C
D
H
P
L
M
e
N

les reconnoître, excepté les fuivantes.

L. L'*anus*. M. N. Le périnée.

O. Les tégumens communs de l'*abdomen*.

R. Le *forceps* droit.

S. Le *forceps* courbe. Le premier a onze pouces de long, & l'autre a douze pouces. Cette longueur m'a paru fuffifante, après plufieurs changemens que j'y ai faits : mais chacun pourra le faire fabriquer comme il le jugera convenable.

Voyez la planche XXXVII.

Explication de la dix-huitième Planche.

La Planche XVIII, dans les mêmes point de vue & coupe des parties, repréfente la tête du *fœtus* dans la même fituation, mais defcendue, par le fecours du *forceps*, plus bas qu'elle n'étoit dans la planche précédente. Dans celle-ci, l'orifice externe eft plus ouvert, l'*occiput* eft defcendu plus bas fous le *pubis*, & le front eft en-deçà du *coccix*; ce qui fait que l'*anus* & le périnée font étendus en forme d'une large tumeur, comme dans la planche XV.

Lorfque la tête eft ainfi avancée, l'opérateur doit l'extraire avec grande attention ; autrement les parties pourroient fe déchirer. Si les douleurs paroiffoient fuffifantes, alors on pourroit effayer de la faire fortir doucement, en appuyant avec les doigts contre les parties externes, au deſſous du *coccix*. Il faudroit donc retirer le *forceps*, & attendre que la tête dilate l'orifice externe de plus en plus & par degrés, par la force des douleurs, & avec l'aſſiſtance des doigts : mais ſi on ne peut compter ſur un pareil effet, il faut terminer de ſuite l'opération avec le *forceps*. *Voyez* la deſcription des parties, dans l'explication de la planche XVI. S. T. dans celle-ci, repréſente le côté gauche de l'orifice de la matrice. Les lignes ponctuées démontrent la ſituation des os du baſſin du côté droit; ce qui peut ſervir d'exemple pour toutes les vues latérales du même côté.

Voyez vol. I, liv. III, ch. 3 ; vol. II, rec. 25.

Explication de la dix-neuvième Planche.

La Planche XIX, dans les mêmes vue & coupe du baſſin, eſt formée par des lignes tracées pour démontrer que, ſuivant que les parties extérieures s'étendent, & que l'orifice externe ſe dilate, l'*occiput* du *fœtus* deſcend en tournant demi-circulairement deſſous le *pubis* ; la partie inférieure des os eſt comme l'axe ou le point d'appui ſous lequel la partie poſtérieure de la tête tourne, pen-

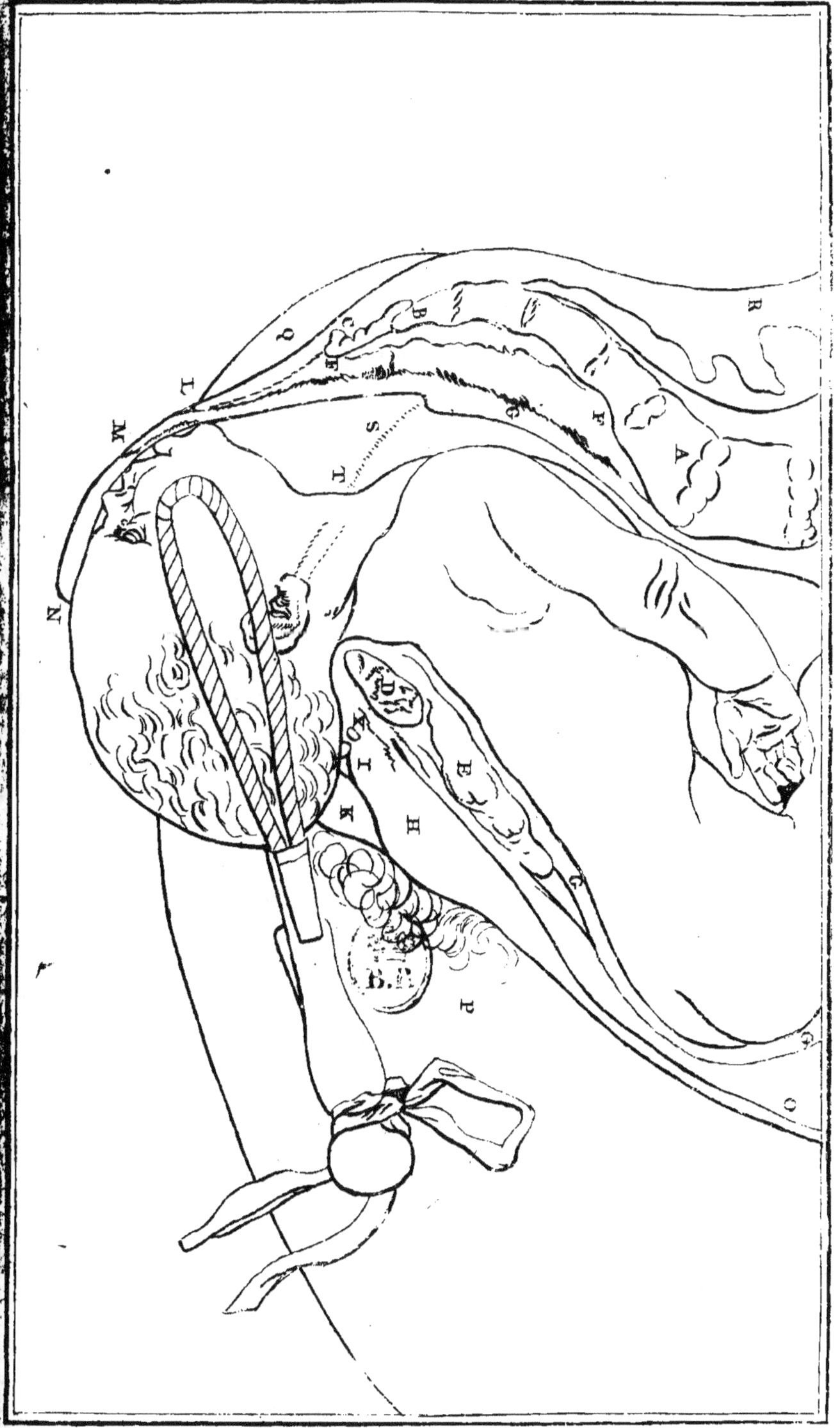
R
Q
C
B
I
M
S
G
F
A
L
T
N
D
E
I
K
H
G
B.P.
P
O

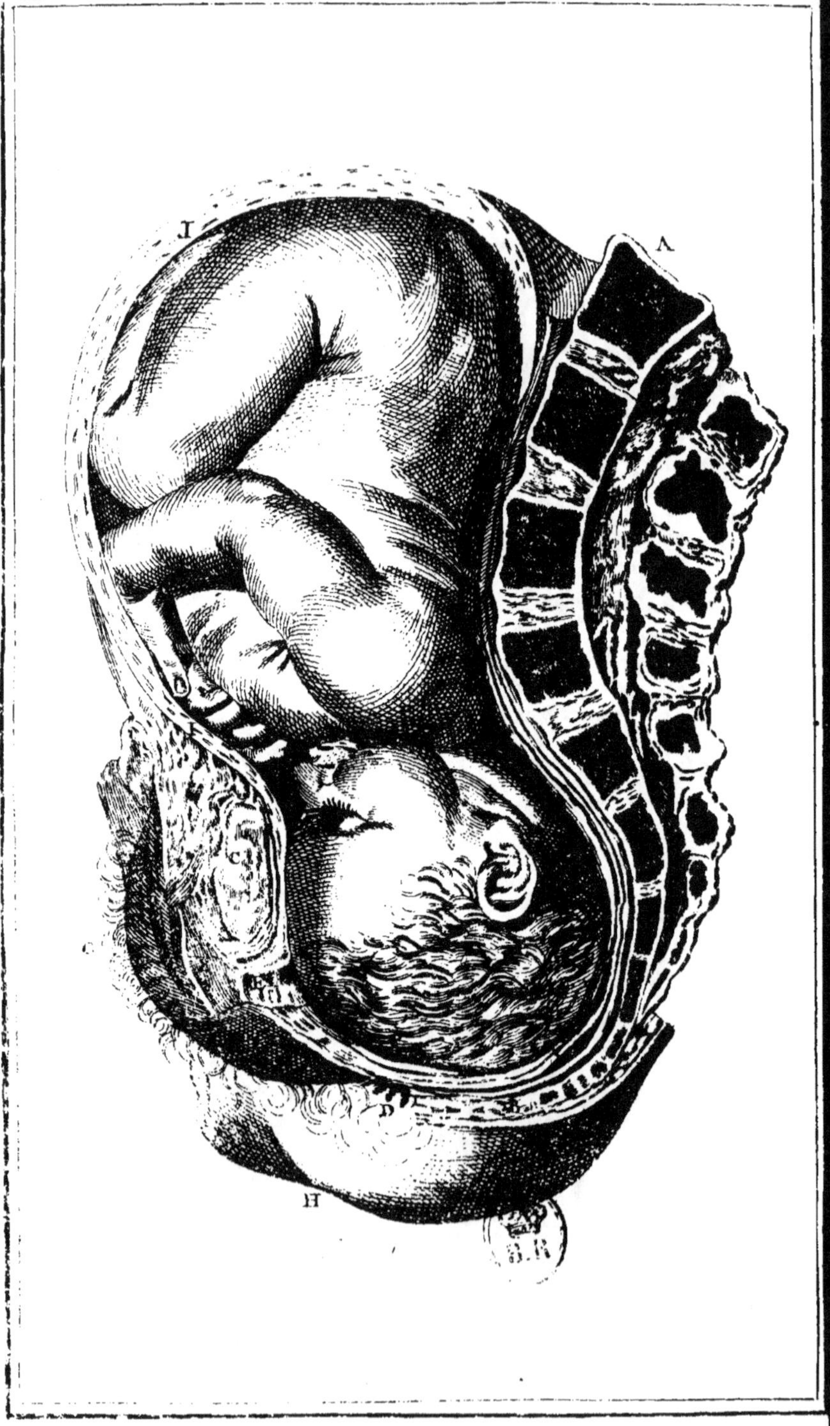

dant que le front & la face ſe relèvent un peu en haut, & diſtendent les parties de plus en plus entre le *coccix* & l'orifice externe. C'eſt ainſi que la nature dilate ces parties pendant le travail; &, comme l'on doit toujours l'imiter, il faut ſuivre la méthode qu'elle nous indique, toutes les fois qu'il eſt néceſſaire d'extraire une tête avec le *forceps.*

Voyez les trois planches précédentes, pour les deſcriptions & les renvois.

Explication de la vingtième Planche.

Dans la Planche XX, on a ſuivi la même coupe des parties; mais elle repréſente les ſujets du côté droit. La tête du *fœtus* eſt gravée dans une ſituation contraire à celle des trois figures précédentes; le *vertex* ſe trouvant ici dans la concavité de l'os *ſacrum*, & le front tourné vers l'os *pubis.*

A. B. Les vertèbres des lombes, l'os *ſacrum* & le *coccix.*

C. L'os *pubis* du côté droit. D. L'*anus.*

E. L'orifice externe, mais moins étendu que dans les planches précédentes.

F. La nymphe droite.

G. La grande lèvre du même côté.

H. La feſſe & la cuiſſe.

I I. L'*uterus* contracté, parce que les eaux ſe ſont évacuées.

Lorſque la tête de l'enfant eſt petite & le baſſin large, les os pariétaux & le front, qui, dans ce cas, ſont pouſſés avec force vers le bas par les douleurs, dilatent par degrés l'orifice externe, & étendent les parties compriſes entre cet orifice & le *coccix*, en forme d'une large tumeur, comme on le voit à la planche XV, juſqu'à ce que la face ſoit deſcendue ſous le *pubis*, & alors la tête ſort facilement. Mais ſi la tête eſt groſſe & le baſſin étroit, la difficulté devient bien plus grande, & l'enfant ſe trouve en danger, comme on le verra dans la planche qui ſuit.

Voyez vol. I, liv. III, ch. 3, ſect. 4, n° 3; vol. II, rec. 16, n° 2.

Explication de la vingt-unième Planche.

La Planche **XXI** repréſente la tête du *fœtus* dans la même ſituation que la précédente; mais s'étant trouvée plus groſſe, elle a été alongée pendant le travail, & a pris une forme oblongue; on y voit ſur le *vertex* une tumeur occaſionnée par la longue compreſſion de cette tête dans le baſſin. Si la tête ne peut être chaſſée par le travail, & qu'il ne ſoit pas poſſible de retourner l'enfant, pour le tirer par les pieds, il faut appliquer le *forceps*, & le tirer comme il eſt marqué dans la préſente Figure. Mais ſi l'on crai-

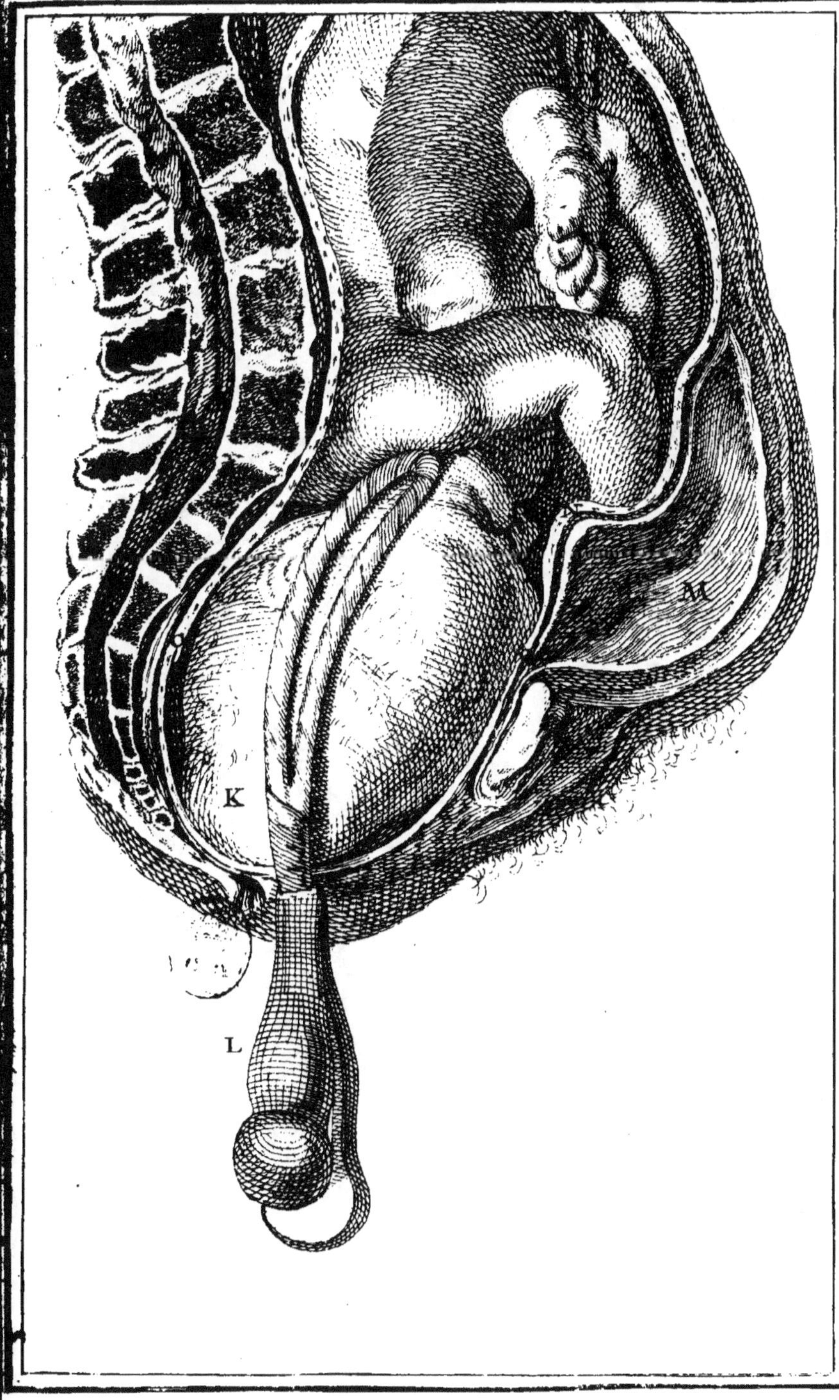
K
L
M

gnoit, en faifant l'extraction de la tête, de déchirer le périnée, le vagin & le *rectum* de la femme, il faudroit retourner le front en arrière fur l'os *facrum*. Pour y réuffir convenablement, l'opérateur doit faifir fermement avec les mains les manches du *forceps*, & pouffer en même temps, pour élever la tête auffi haut qu'il eft poffible, afin de tourner le front vers l'un des deux côtés, & conduire de cette manière la tête dans fa fituation naturelle. Cela fait, elle peut être tirée facilement, comme on le voit dans la planche XVI.

Voyez vol. I, liv. III, ch. 3, fect. 4, n° 2; & vol. II, rec. 28 : *voyez* auffi la planche précédente, pour l'explication des parties, excepté les lettres fuivantes.

K. Tumeur formée fur le *vertex*. La compreffion & l'alongement de la tête, ainfi que la tumeur du *vertex*, peuvent être de différens degrés : on les a repréfentés dans les planches XVI, XVII, XVIII, XIX. Mais dans celle-ci, la difficulté de l'accouchement provenoit de ce que la tête étoit trop groffe & le baffin étroit. *Voyez* les pl. XXVII & XXVIII.

L. Le *forceps*. Quelquefois le front peut être replacé dans fa fituation naturelle, à l'aide des doigts feulement, ou avec une branche du *forceps*. On peut fe fervir du *for-*

ceps droit, ou de celui dont les branches font courbes d'un côté, foit qu'on n'ait befoin que d'une branche, foit qu'il faille les employer toutes deux.

M. La veffie urinaire très-diftendue par une grande quantité d'urine retenue par la longue preffion de la tête de l'enfant contre l'urètre. Il eft donc néceffaire d'évacuer l'urine avec le *catheter*, dans ces cas extraordinaires, avant que d'appliquer le *forceps ;* cette précaution n'eft pas moins effentielle dans les cas contre nature, où il s'agit de tirer le *fœtus* par les pieds.

N. La partie inférieure de l'*uterus*.

O O. L'orifice utérin.

Explication de la vingt-deuxième Planche.

La Planche XXII fait voir en face la tête de l'enfant qui fe préfente par le front au rebord du baffin, le vifage d'un côté, la fontanelle de l'autre, les pieds & le derrière de l'enfant contre le fond de la matrice.

A A. La partie fupérieure des os des *îles*.

B. L'*anus*. C. Le périnée.

D. L'orifice externe, dont la partie poftérieure qui eft fort épaiffe, eft pouffée & étendue en avant par la tête de l'enfant.

E E E. Le vagin.

F. L'orifice de la matrice qui n'eft pas encore tout-à-fait dilaté.

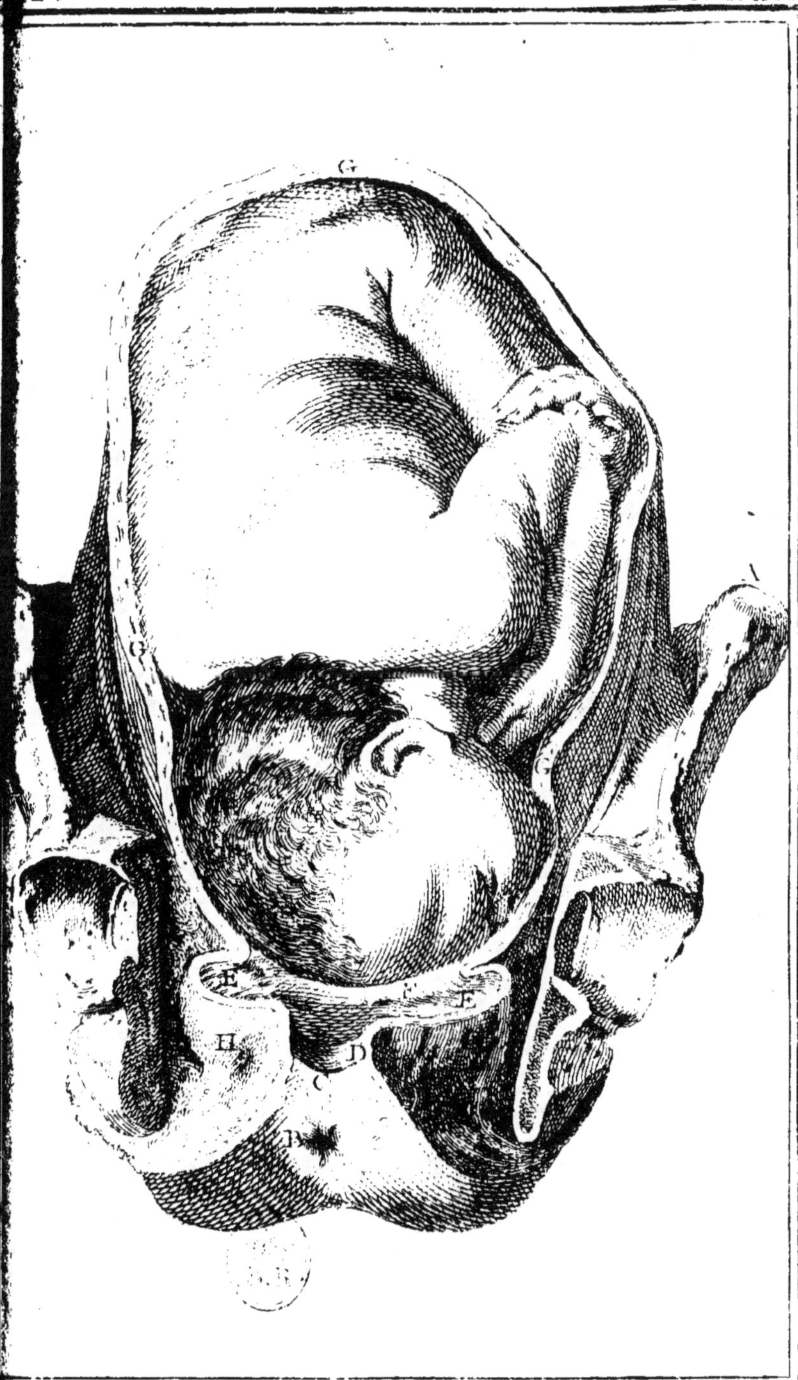

G
E
F
H
D
C
I

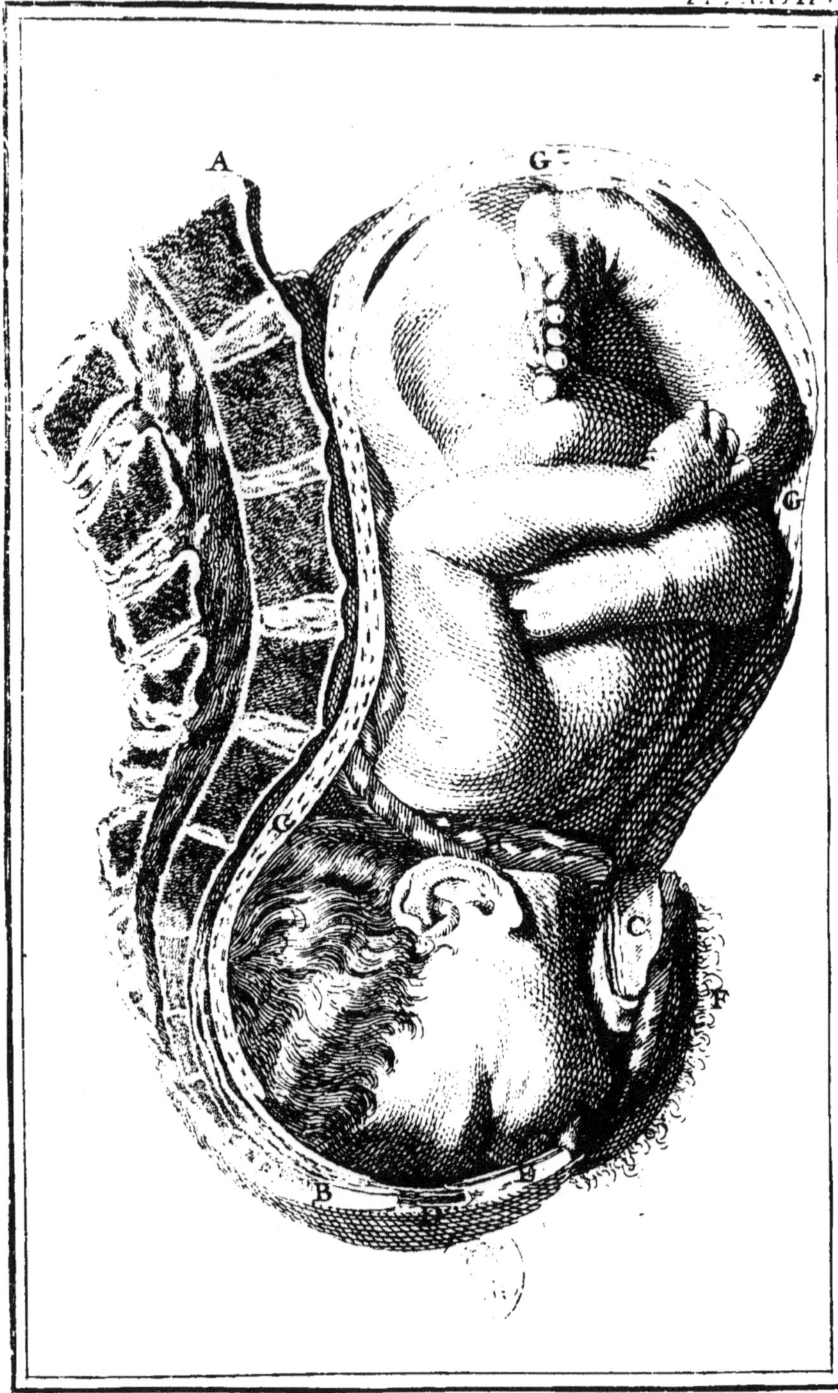
A
G
G
C
F
B

GGG. La matrice.

H. La membrane adipeufe.

Si la face n'eſt pas trop forcée vers le bas, la tête peut quelquefois ſortir de cette façon ; en ce cas, le *vertex* ſe trouve applati, & le front s'élève & prend une forme conique ; & quand la tête eſt parvenue à la partie inférieure du baſſin, la face ou l'*occiput* ſe retournent de côté, & deſcendent deſſous le *pubis*. Mais ſi la tête eſt groſſe, & ne peut être chaſſée par les douleurs, ou ſi ſa mauvaiſe ſituation ne peut être corrigée, il faut, s'il eſt poſſible, tirer l'enfant par les pieds, ou employer le *forceps*.

Voyez vol. I, liv. III, ch. 2, ſeƈt. 3, ch. 3, ſeƈt. 4, n° 3 ; vol. II, rec. 16, n° 4, rec. 28.

Explication de la vingt-troiſième Planche.

La Planche XXIII repréſente, dans une vue latérale, la tête de l'enfant qui ſe préſente par la face, & qui eſt forcée vers la partie inférieure du baſſin ; le menton eſt ſous le *pubis*, & le *vertex* dans la concavité de l'os *ſacrum*. Les eaux étant ſuppoſées totalement évacuées, la matrice paroît immédiatement collée au corps de l'enfant, qui a autour de ſon cou une circonvolution du cordon.

A. B. Les vertèbres des lombes, l'os *sacrum* & le *coccix*.

C. L'os *pubis* du côté gauche.

D. La partie inférieure du *rectum*.

E. Le périnée.

F. La grande lèvre gauche.

G G G. La matrice.

H. Le cordon qui entoure le cou de l'enfant.

Quand le baffin eft large & la tête petite, elle peut venir en cette fituation, & l'enfant eft fauvé. En effet, à mefure que la tête avance plus bas, la face & le front diftendent les parties comprifes entre le frein des lèvres & le *coccix*, en forme d'une large tumeur ; & l'orifice externe fe dilatant également, la face eft pouffée de ce côté ; la partie inférieure du menton s'élève fur la partie antérieure du *pubis*, & le front, le *vertex* & l'*occiput* font un demi-tour, & la tête fort. Lorfque la tête eft fort groffe, elle eft retenue plus haut que dans le cas précédent ; & fi alors on ne peut lui faire reprendre fa fituation naturelle, il faut retourner l'enfant, & le tirer par les pieds. Si le baffin eft étroit, & que les eaux ne foient pas tout-à-fait écoulées, le *vertex* pourra fe préfenter. Mais fi la matrice eft fi fortement contractée fur l'enfant, qu'il ne foit pas poffible d'en venir à bout, eu égard à la forte compreffion, & par-

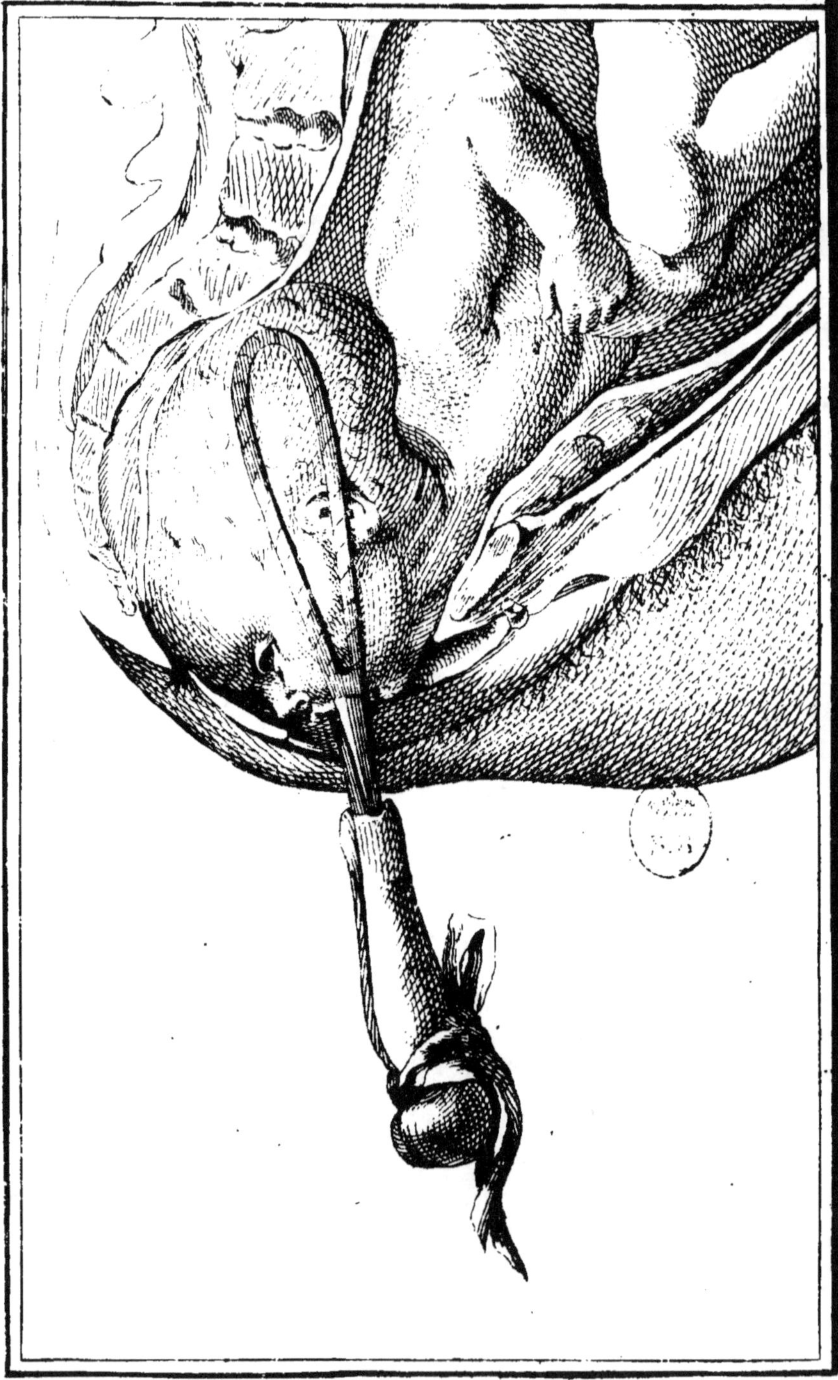

ce que la tête de l'enfant glisse ; en ce cas, on pourra suivre la méthode que nous indiquerons dans la planche suivante.

Explication de la vingt-quatrième Planche.

La Planche **XXIV** repréſente auſſi, par une vue latérale, la tête du *fœtus* dans la même ſituation que la précédente : mais l'on ſuppoſe que l'accouchement eſt retardé par le volume de la tête & l'étroiteſſe du baſſin. Si, en pareil cas, la tête ne peut être repouſ-ſée dans la matrice, il faut l'extraire avec le *forceps*, afin de ſauver l'enfant. Cette ſitua-tion de la tête de l'enfant au *pubis*, eſt un des cas les moins dangereux de ceux où la face ſe préſente, & où on délivre plus facilement la mère avec le *forceps*. On voit dans cette planche la manière de le porter ſur les oreil-les : la femme doit être couchée ſur le dos, les feſſes un peu hors du lit, & des aſſiſtans ſoutiendront ſes jambes & ſes cuiſſes. L'o-pérateur, ayant dilaté doucement les parties, introduit & fixe le *forceps* le long des oreil-les de l'enfant ; & il tire peu à peu la tête, afin que les parties qui ſont au deſſous de l'orifice externe, puiſſent s'étendre par de-grés. Le menton ſe trouvant alors élevé ſur le *pubis*, il faut tirer doucement le front, la fontanelle & *l'occiput*, en peſant légèrement

ſur le périnée & le fondement, pour empêcher la lacération de ces parties. Si le *fœtus*
ne peut être retourné ni tiré avec le *forceps*,
il faut abandonner l'accouchement au travail de la nature & aux douleurs, tant que la
malade ne ſera point en danger : mais ſi l'on
prévoit quelque péril, il faut dégager la tête
avec les crochets courbes. *Voyez* la planche
XXXIX.

Quand la face ſe préſente, & que le menton eſt à l'un des côtés du *pubis*, la malade
doit être couchée ſur un côté ; & lorſqu'on
a appliqué le *forceps* le long des oreilles, on
peut amener le menton à la partie inférieure
de l'os *iſchium*, puis le tourner ſous le *pubis*,
& délivrer doucement la mère comme ci-
deſſus.

Voyez vol. II, rec. 16, n° 6 ; & planches
XVI, XVII, XVIII, XIX, pour la deſcription des parties.

Explication de la vingt-cinquième Planche.

La Planche XXV fait voir latéralement
& du côté droit, la face du *fœtus* dans la même poſition où nous l'avons repréſentée dans
la planche XXIII ; mais dans une ſituation
contraire, c'eſt-à-dire, avec le menton ſur
l'os *ſacrum* & le *bregma* au *pubis*, & la matrice contraĉtée par l'évacuation des eaux.

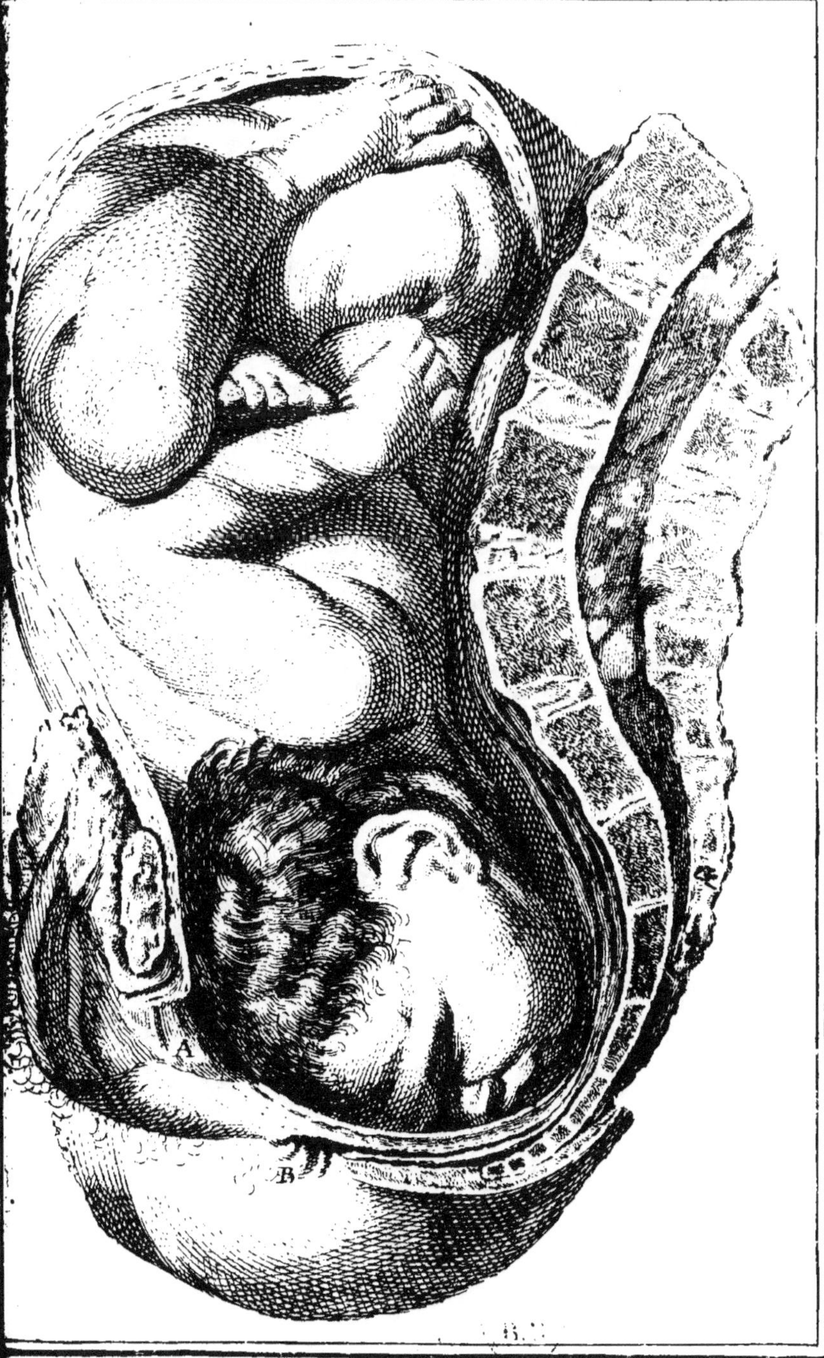
A
B

A. L'orifice externe qui n'eſt pas encore dilaté.

B. L'*anus*. *Voyez* la planche XX, pour une plus grande deſcription des parties.

Dans un des cas ſemblables à ceux que nous avons rapportés dans l'explication de la planche que nous venons de citer, ſi l'enfant eſt petit, la têteſera pouſſée en bas par les douleurs du travail, & elle dilatera par degrés la partie inférieure du vagin, & les parties extérieures : par ce moyen, l'orifice externe ſe dilatera toujours de plus en plus, juſqu'à ce que le *vertex* ſoit paſſé ſous le *pubis*, & qu'il ſe porte à l'extérieur; & en ce cas, l'accouchement eſt regardé comme naturel. Mais ſi la tête eſt groſſe, elle ne deſcendra qu'avec une très-grande difficulté ; d'où il arrivera que le cerveau & les vaiſſeaux du cou pourront ſouffrir une forte compreſſion qui cauſeroit la mort de l'enfant. Pour prévenir cet accident, ſi l'on eſt appelé à temps & avant que la tête ſoit auſſi avancée dans le baſſin, il faut retourner l'enfant, & le tirer par les pieds. Mais ſi la tête eſt deſcendue fort bas, & qu'on ne puiſſe retourner l'enfant, on doit alors ſe ſervir du *forceps*, pour l'embraſſer dans toute ſa longueur, comme dans la planche qui précède, ou dans celle qui ſuit. *Voyez* les renvois de la planche précédente.

Explication de la vingt-sixième Planche.

La planche XXVI représente par des lignes latéralement & sur le côté gauche des sujets, le *fœtus* dans la même situation que la planche précédente.

La tête s'est alongée & a pris une forme oblongue; & quoiqu'elle ait été chassée en bas avec tant de force, que l'orifice externe se trouve dilaté, cependant le *vertex* & l'*occiput* ne peuvent être portés assez bas pour tourner sous le *pubis*, comme en la planche précédente, sans déchirer le périnée & l'*anus*, ainsi que le vagin & le *rectum*.

La meilleure méthode à laquelle on puisse recourir alors, après avoir appliqué le *forceps* court, ou le *forceps* long & courbe, tel qu'il est représenté dans la planche XXI, c'est de repousser la tête aussi haut qu'il sera possible dans le bassin, afin que le menton se tourne du côté de l'os *sacrum*, ou vers l'un ou l'autre des os *ischium*, & qu'il tombe ensuite en bas sur la partie inférieure de ces os. Cela fait, l'opérateur tirera le *forceps* d'une main, pendant qu'il fixera deux doigts de l'autre main à la partie inférieure du menton, ou de la mâchoire inférieure, pour saisir la face en son milieu, & empêcher le menton qui descend d'être retenu

par

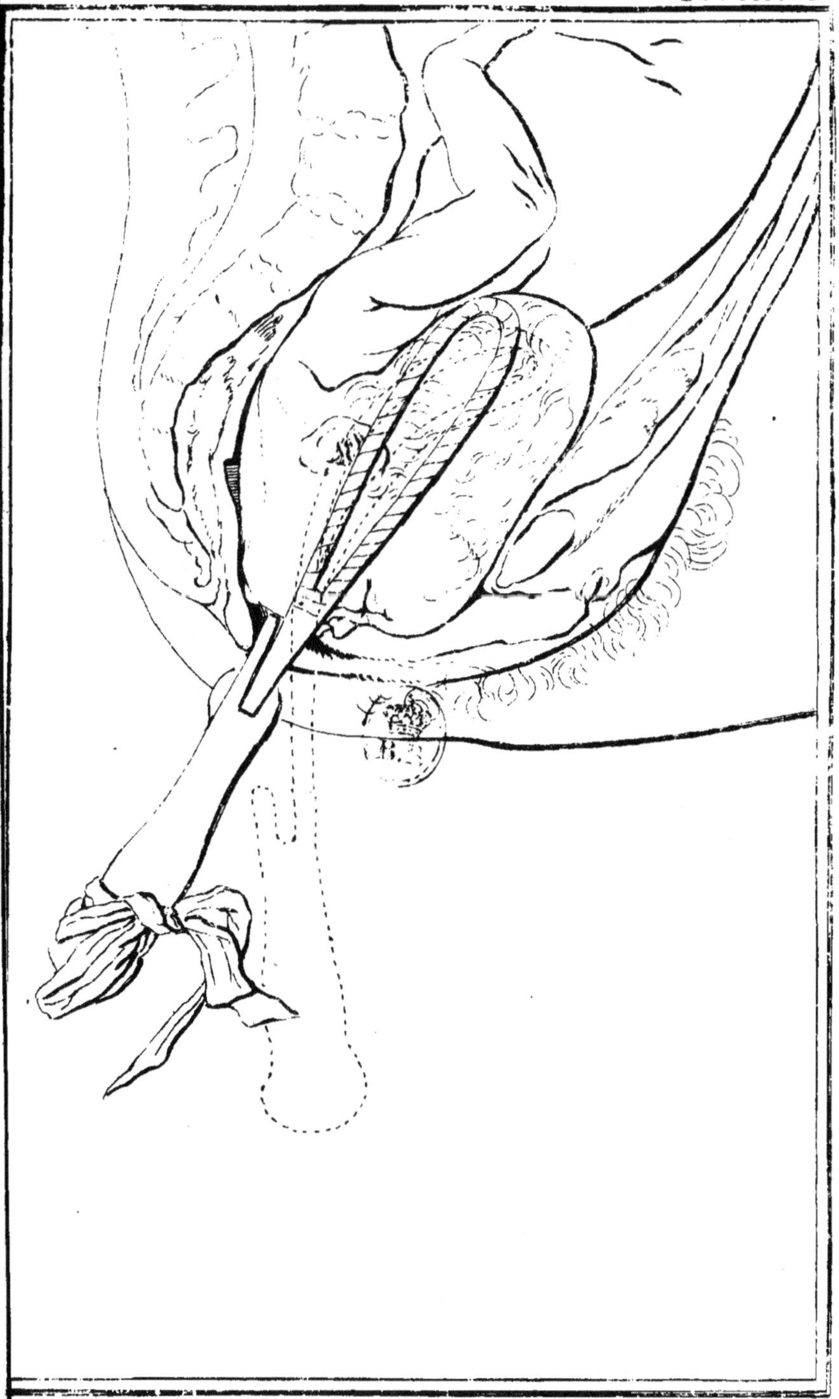

par l'os *ischium* ; & par ce procédé, il tournera le menton avec le *forceps* & avec ses doigts, jusqu'à ce qu'il soit descendu sous le *pubis* : après quoi il tirera facilement la tête, comme on le voit dans la pl. XXIV.

Si, avant qu'on ait demandé du secours, la tête a été chassée en bas, & serrée dans le bassin au point qu'il soit impossible de déplacer le menton de dessus l'os *sacrum*, & de le porter vers l'un des os *ischium*, pour dégager la tête avec le *forceps*, & sauver l'enfant, l'opérateur doit attendre avec patience, tant que la mère ne sera point en danger, ou tant qu'il ne sera pas certain de la mort de l'enfant. Mais si la femme court un risque évident, il faut extraire la tête avec le *forceps*.

Pour ce qui concerne en général la situation qu'il convient de donner à la femme pour l'application du *forceps*, quand les oreilles de l'enfant sont sur les côtés du bassin, le *forceps*, tel qu'il a été représenté dans la planche XXIV, s'introduit plus aisément lorsque la femme est couchée sur son dos & sur ses fesses, au bord du lit. Mais quand l'oreille est au *pubis* ou sous l'aine, il est mieux pour l'appliquer, de faire mettre la femme sur le côté, comme on l'a fait observer pour le cas où le *vertex* se présente.

Voyez la pl. XXIV pour l'explication des

parties & les renvois, & la pl. XXIX pour la manière de se servir du crochet.

Explication de la vingt-septième Planche.

La planche XXVII donne une vue latérale d'un bassin mal conformé, que l'on a coupé longitudinalement, avec la tête d'un *fœtus* de sept mois qui devroit y passer. *Voyez* l'explication de la planche III.

A. B. C. L'os *sacrum* & le *coccix*.

D. L'os *pubis* du côté gauche.

E. La tubérosité de l'*ischium* du même côté.

La tête du *fœtus*, quoique petite, ne peut être que très-difficilement poussée en bas dans un pareil bassin, & changer la forme ronde en une oblongue, avant que de pouvoir sortir; puisqu'il n'y a en ce cas que l'espace de deux pouces & un quart entre la partie supérieure de l'os *sacrum* déjetée en devant, & l'os *pubis*. Si la tête est bientôt dégagée, l'enfant peut venir en vie : mais si elle reste plusieurs heures en cette même situation, il est à craindre qu'il ne meure, par la longue compression du cerveau : ainsi, dans la vue de le sauver, si les douleurs du travail sont insuffisantes, il faut tirer la tête avec le *forceps*, comme nous l'avons dit dans l'explication de la planche XVI.

Cette Figure peut d'ailleurs servir d'exem-

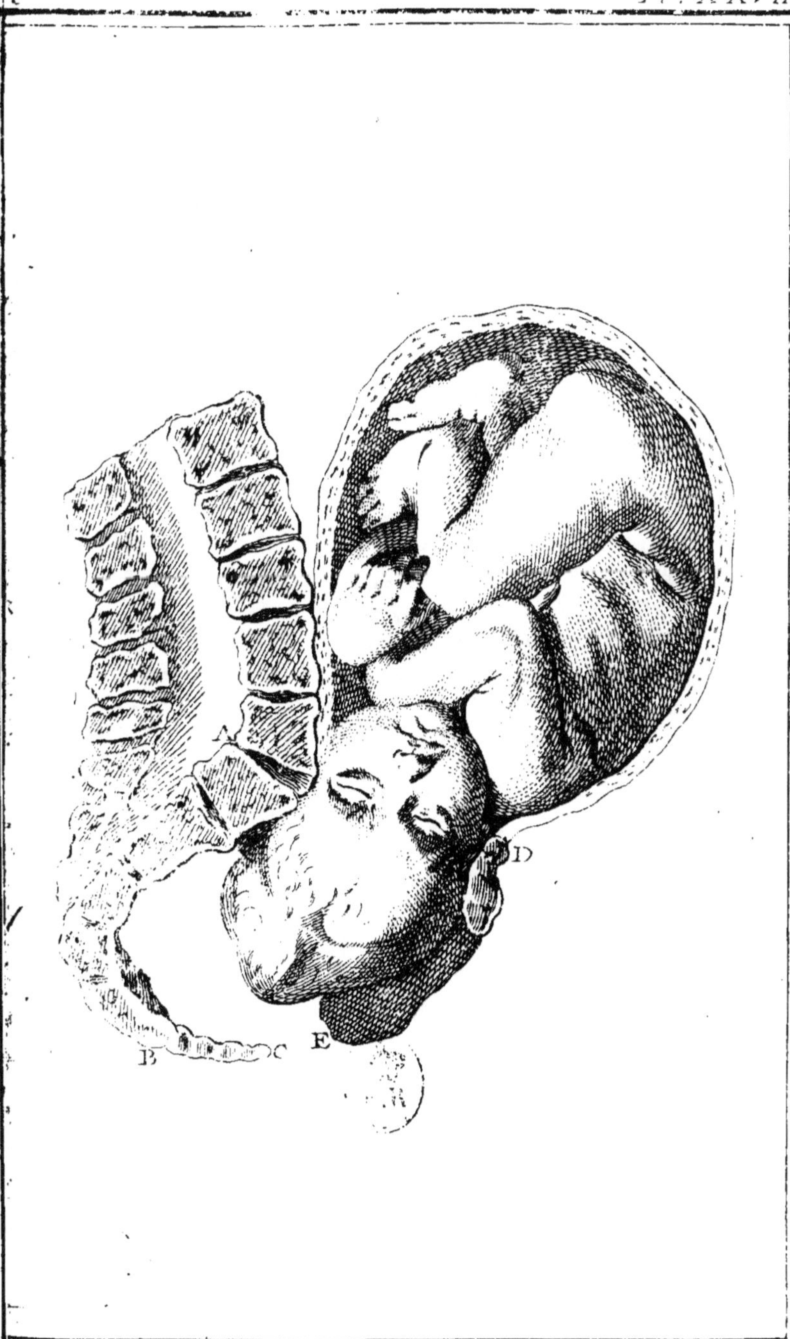
B
C
E
D
A

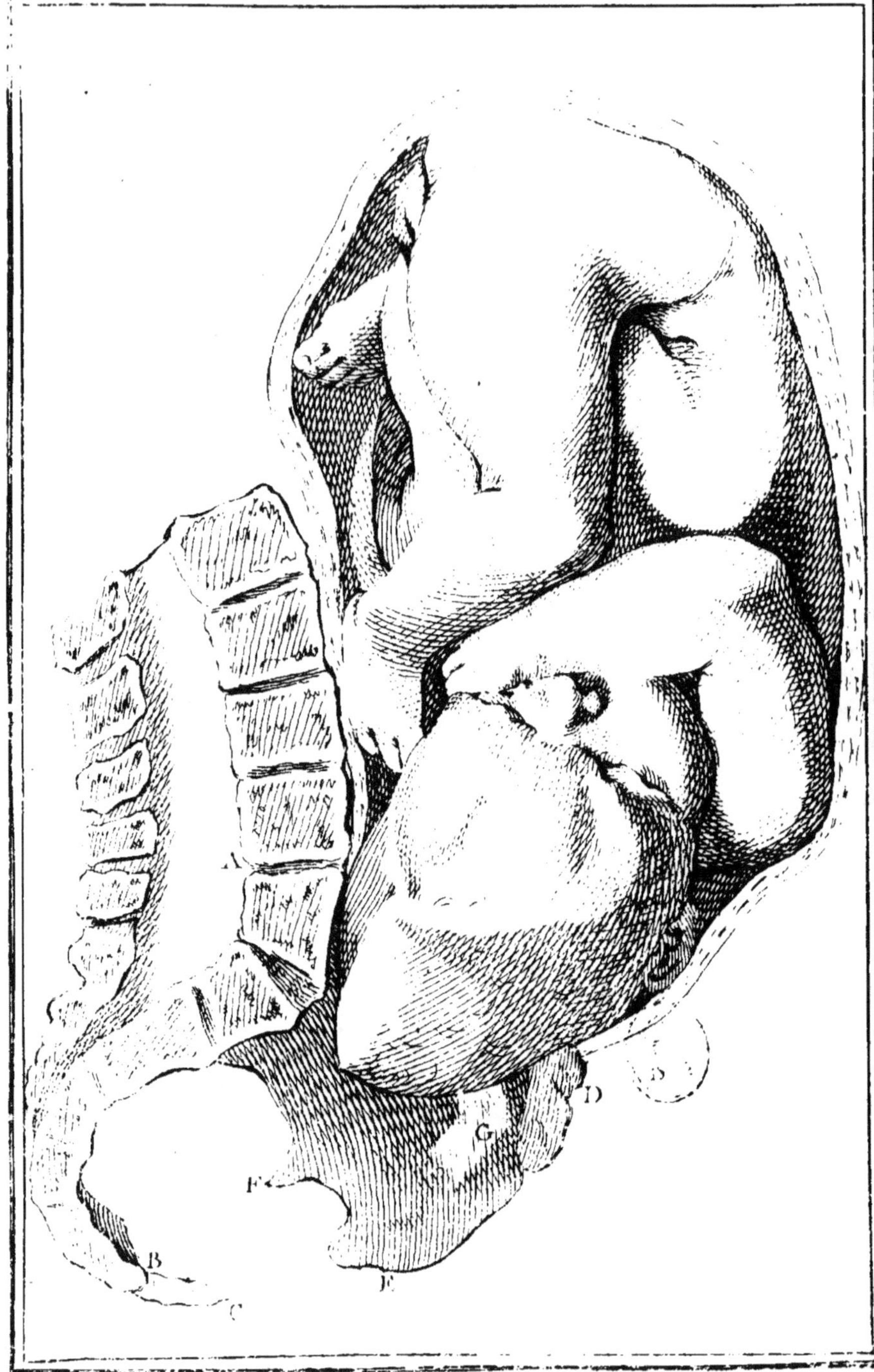

ple de l'extrême degré d'étroitesse du bassin. Mais entre un pareil bassin & un bassin bien conformé, il y a plusieurs degrés intermédiaires, suivant lesquels l'accouchement sera plus ou moins difficile, ainsi que selon la disproportion qui pourroit se rencontrer entre le bassin & la tête du *fœtus*. Tous ces cas exigent différentes attentions pour le ménagement & la sûreté de la mère & de l'enfant.

Voyez vol. I, liv. III, chap. 2, sect. 3, n° 5, ch. 3, sect. 4, n° 3 ; vol. II, rec. 21, n° 1, & rec. 29.

Explication de la vingt-huitième Planche.

La Planche XXVIII donne encore une vue latérale d'un bassin mal conformé, comme dans la planche précédente, avec la tête d'un enfant à terme enclavée. L'on voit que les os pariétaux chevauchent l'un sur l'autre, & donnent à la tête une figure conique.

A. B. C. L'os *sacrum* & le *coccix*.

D. L'os *pubis* du côté gauche.

E. La tubérosité de l'os *ischium*.

F. L'épine du même os.

G. Le trou ovalaire.

Cette planche fait voir l'impossibilité qu'il y a, en pareil cas, de sauver l'enfant, à moins qu'on ne recoure à l'opération Césarienne, qui néanmoins ne doit être pratiquée que dans l'impoſſibilité abſolue de terminer l'accouchement de toute autre façon. On pourroit même en ce dernier cas, après que la partie ſupérieure de la tête auroit été diminuée de volume, par l'extraction de la calotte oſſeuſe, faire tous ſes efforts pour tirer les os de la face, ceux de la baſe du crâne, & enfin tout le reſte du corps du *fœtus*.

Voyez vol. I, liv. III, ch. 3, ſect. 7, ch. 5, ſect. 3; vol. III, rec. 31, 39.

Explication de la vingt-neuvième Planche.

La Planche XXIX repréſente le baſſin vu de front, comme dans la planche XXII. Le derrière du *fœtus* ſe préſente à l'orifice interne, les membranes s'étant ouvertes de très-bonne heure. La partie antérieure du *fœtus* répond à la paroi poſtérieure de la matrice, le cordon eſt contourné autour du cou, de l'avant-bras & du corps; on y remarque même un nœud en ce dernier endroit.

N. B. Si, en pareilles circonſtances, l'enfant n'eſt pas d'un trop gros volume, & que le baſſin ne ſoit pas étroit, il peut ſouvent ſortir vivant par le ſeul effet des douleurs du travail. Mais s'il reſte long-temps à la partie inférieure du baſſin, la longue compreſſion du cordon peut arrêter la circulation,

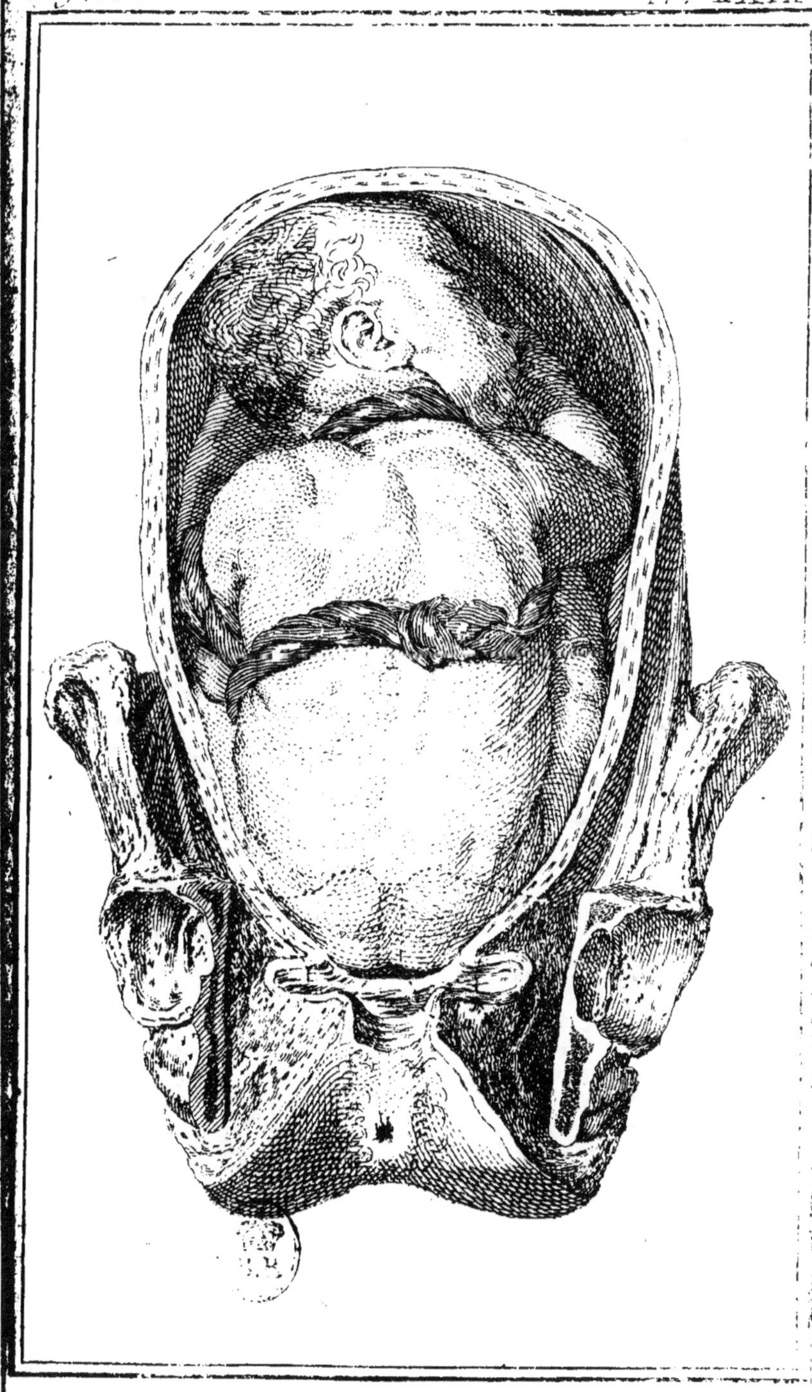

& tuer l'enfant. Dans la plupart des cas, où le derrière de l'enfant se présente, on doit attendre l'effet des douleurs, & temporiser jusqu'à ce que l'orifice interne & le vagin se soient dilatés entièrement, en supposant que ces parties n'aient pas été étendues auparavant par les eaux & les membranes. Pendant le temps qu'elles avancent, l'orifice externe peut se dilater peu à peu entre chaque douleur, & donner jour à introduire un ou deux doigts de chaque main au côté extérieur des aines du *fœtus*, pour faciliter l'accouchement, lorsque ses fesses seront arrivées à la partie inférieure du vagin. Mais si le *fœtus* est plus gros qu'à l'ordinaire, & le bassin fort étroit, qu'après des efforts répétés pendant long-temps, le derrière ne soit pas encore assez avancé au fond du bassin, & qu'en même temps les forces de la femme viennent à manquer, l'opérateur doit par degrés dilater les parties ; &, après avoir introduit une main dans le vagin, il élèvera & repoussera en haut le derrière du *fœtus*, pour pouvoir tirer les jambes & les cuisses. Si la matrice étoit si fortement contractée, qu'il ne fût pas possible de saisir & tirer les jambes, il faudroit introduire l'extrémité la plus large du crochet mousse, représenté à la pl. XXXVII, qu'on emploieroit comme il est décrit au même endroit. Aussitôt que le derrière ou les jambes feront forties, **le corps & la tête fuivront**, comme on le fait voir dans l'explication de la planche qui fuit ; avec cette feule différence, qu'ici il n'eft pas néceffaire de changer la fituation du corps de l'enfant.

Voyez vol. I, liv. III, ch. 4, feƐt. 1, 2; vol. III, rec. 32.

La defcription des parties de cette planche & de la fuivante, eft la même que celle de la pl. XXII. On obfervera feulement que les lignes ponƐtuées qu'on voit en celle-ci, défignent la place qu'occupent les os *pubis* & les parties antérieures des os *ifchium* qu'on a enlevés ; & à cet égard elle peut fervir de modèle pour toutes les autres Figures vues de front, fans qu'il foit befoin de défignation particulière de la planche, d'autant mieux qu'il feroit difficile de les repréfenter auffi bien.

Explication de la trentième **P**lanche*.*

Dans la Pl. **XXX**, gravée au même point de vue & avec les mêmes renvois que la précédente, on voit le *fœtus* qui préfente le derrière ; mais avec cette différence, que fes parties antérieures répondent au devant de la matrice. Dans ce dernier cas, lorfque le *fœtus*, qui vient en double, eft defcendu

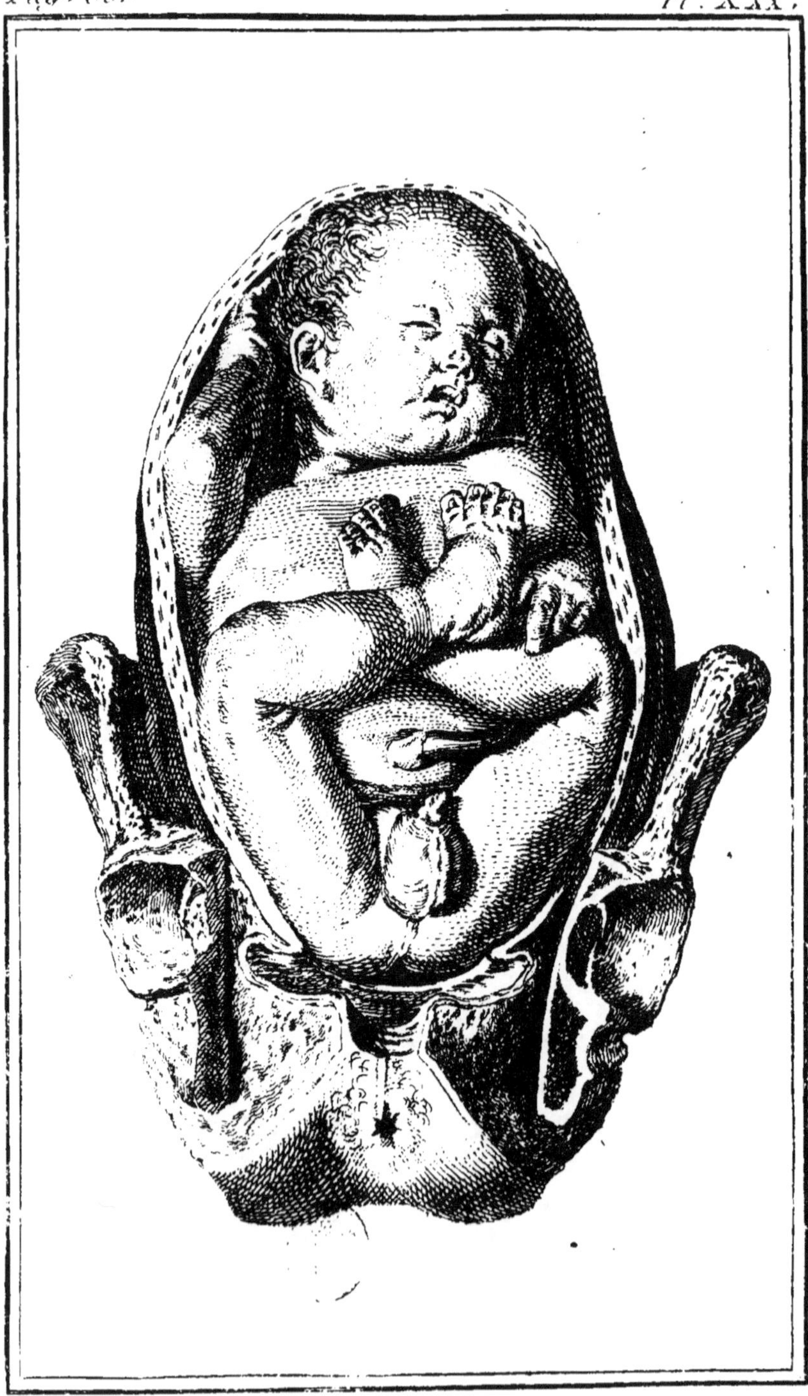

juſqu'aux jarrets, il faut extraire les jambes, en les enveloppant d'un linge , & tourner enſuite le ventre du *fœtus* vers le dos de la mère. Si, pendant cette manœuvre, une douleur pouſſoit en bas le *fœtus* , il faudroit le repouſſer en haut en même temps qu'on le retourneroit. Cela ſe fait plus facilement quand le ventre eſt encore dans le baſſin, que quand la poitrine & les épaules s'y ſont engagées. Comme il arrive quelquefois que la face & le front ſont placés vers l'une des aines, un quart de tour les replacera ſur le côté du baſſin, & un peu en arrière; après quoi le corps ſortira facilement. Si l'enfant n'eſt pas gros, on n'aura pas beſoin de tirer les bras, & la tête pourra ſe dégager en preſ-ſant en bas vers le périnée les épaules & le corps du *fœtus*. Pendant que le menton & la face ſont dans le vagin, on doit dégager l'*occiput* de deſſous le *pubis*, ſuivant la mé-thode de DEVENTER. Si l'on n'a pas pu y réuſſir, l'opérateur introduira un ou deux doigts dans la bouche ou ſur chaque côté du nez de l'enfant, en ſoutenant ſon corps ſur le même bras; il fixera deux doigts de l'au-tre main ſur les épaules de chaque côté du cou ; il enlèvera ainſi le corps par deſſus le *pubis*, & amènera la face & le front, en la tournant demi-circulairement en bas, c'eſt-à-dire vers la partie inférieure de l'orifice externe; ce qui s'exécute plus facilement quand la femme est couchée sur le côté. Mais si l'enfant est très-gros, & le bassin étroit, il vaut mieux faire coucher la femme sur le dos, comme on l'a démontré dans la planche XXIV; &, après que les jambes & le corps de l'enfant seront sortis jusqu'aux épaules, on tirera les bras avec attention, & enfin on dégagera la tête. Si on ne peut tirer l'enfant en double, il faut repousser en haut le derrière; & si la résistance ou la contraction de la matrice étoit si forte qu'elle empêchât l'extraction des jambes, il faudroit faire mettre la femme sur ses genoux & sur ses coudes. Quand les jambes sont sorties, on fait retourner la femme sur son dos, pour avoir plus de liberté de débarrasser le corps & la tête, comme il a été dit précédemment. Si, après plusieurs tentatives, on apperçoit qu'il n'est pas possible de dégager la tête sans courir le risque d'arracher le cou, on se déterminera à appliquer le *forceps*, comme on le voit à la pl. XXXV. Si cette ressource manque, on peut quelquefois temporiser, & voir si on obtiendra quelque effet de la continuation des douleurs; si elles sont insuffisantes, l'on se servira du crochet représenté à la planche XXXIX.

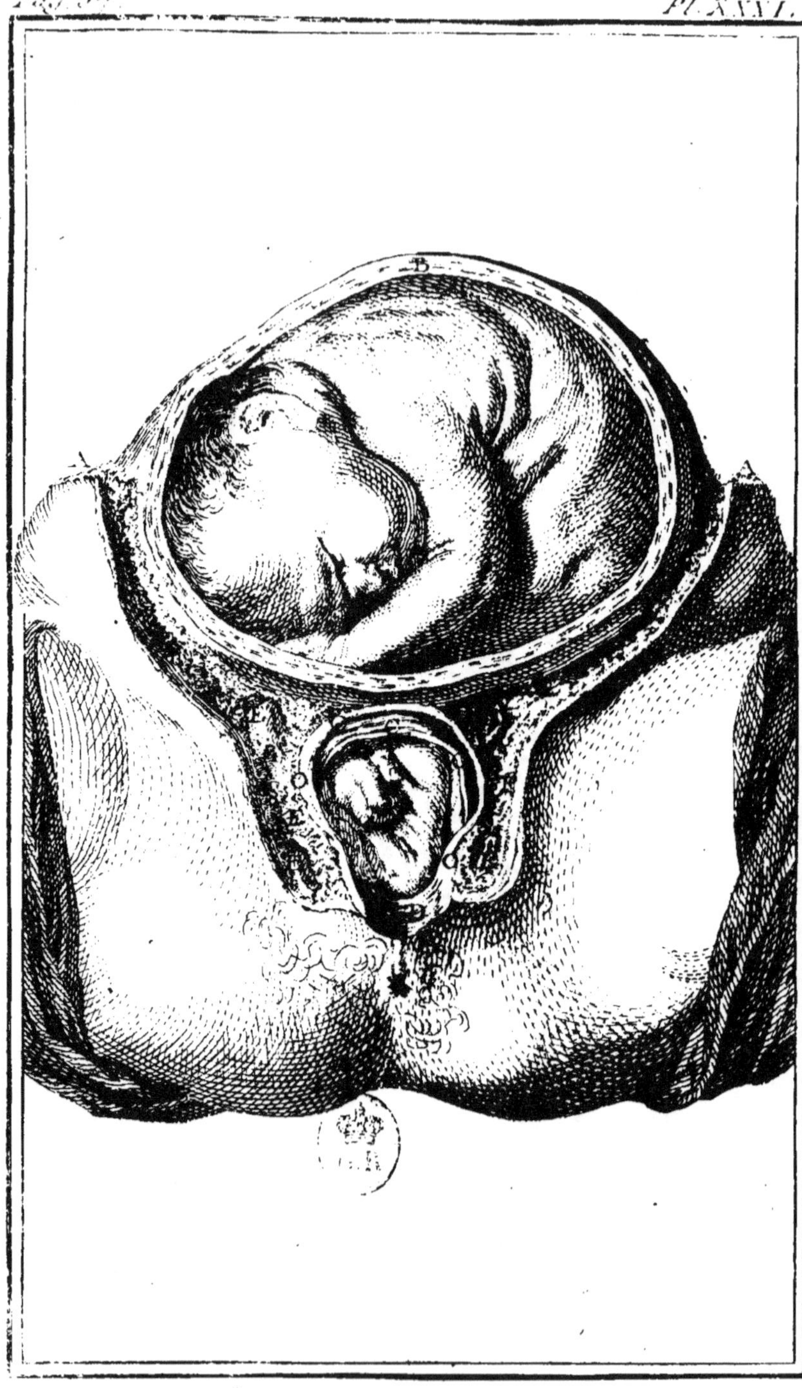

Explication de la trente-unième Planche.

La Planche **XXXI** représente le bassin vu de front ; on y voit le *fœtus* replié, par une forte contraction de la matrice, sous une forme ronde ou ovale ; le devant du *fœtus* est tourné vers la partie inférieure de la matrice ; il a un pied & une main dans le vagin : on a enlevé, par une coupe longitudinale, la partie antérieure du bassin, en traversant juste le centre du trou ovalaire.

A A. Les parties supérieures des os des *îles.*

B B. La matrice.

C. L'orifice de la matrice dilaté de manière qu'il paroît dans oooo. le vagin.

D. La partie inférieure & postérieure de l'orifice externe.

E E E E. Les parties restantes des os *pubis & ischium.*

F F F F. La membrane adipeuse.

Cette planche & les trois suivantes, qui représentent quatre différentes situations contre nature du *fœtus* dans la matrice, peuvent servir à démontrer la manière d'accoucher en pareil cas, & en toute autre circonstance contre nature.

Dans tous les cas contre nature, il est ordinairement assez facile de retourner le *fœ-*

tus, & de l'extraire par les pieds, fi on eft appelé avant que les membranes foient ouvertes, & que les eaux foient écoulées. Quand même le baffin feroit étroit, fi la femme eft d'une forte conftitution, on pourroit dégager la tête, quoique d'un gros volume, & la tirer, comme dans le cas préfent, par la voie naturelle. Mais fi les eaux font toutes évacuées, & que la matrice foit déja fortement contractée fur le dos du *fœtus*, cette dernière méthode réuffit très-rarement, à raifon de la forte preffion de la matrice, & parce que la tête de l'enfant gliffe.

Dans le cas dont il s'agit, la femme peut être couchée fur le dos ou fur le côté, comme on l'a dit dans l'explication des planches XVI & XXIV. L'opérateur ayant alors dilaté doucement l'orifice externe avec fes doigts, il les introduira dans le vagin, & repouffera dans la matrice les parties que le *fœtus* préfente ; & s'il y a un efpace fuffifant, il pouffera fa main de plus en plus, afin de dilater l'orifice interne, fuppofé qu'il n'eût pas été affez diftendu par l'impulfion des membranes & des eaux : enfuite il avancera fa main dans la matrice pour reconnoître la fituation du *fœtus* ; & comme le derrière eft plus bas que la tête, il doit chercher l'autre jambe, & tirer les deux pieds hors de l'orifice externe. Après les avoir enveloppés d'un linge, & les avoir embrassés d'une main, il introduira l'autre main dans la matrice pour élever la tête de l'enfant, pendant qu'avec la main qui tient les pieds, il tirera en bas les jambes & les cuisses. Quand la tête a été repoussée, & qu'elle ne descend pas encore assez bas, l'opérateur doit retirer sa main, & terminer l'accouchement comme nous l'avons dit dans les deux planches précédentes. Par cette simple méthode de saisir & de tirer les pieds, le derrière de l'enfant peut descendre, & la tête se porter au fond de la matrice. Mais si cela n'arrivoit pas, il y auroit un très-grand danger de blesser l'enfant ; ce qu'on pourroit néanmoins éviter par la première méthode. Si les membranes sont rompues avant que l'orifice de la matrice soit ouvert, & que l'opérateur ne puisse introduire la main, comme il arrive quelquefois dans une première grossesse, il attendra que les parties soient un peu plus dilatées, & que la rigidité de l'orifice interne soit un peu diminuée.

Explication de la trente-deuxième Planche.

La Planche **XXXII** représente, sous le même point de vue que la précédente, le *fœtus* dans une situation contraire, puisque le derrière & les parties antérieures sont tournées vers le fond de la matrice, le bras gauche dans le vagin, & l'avant-bras hors de l'orifice externe, & que l'épaule se trouve par conséquent engagée jusque dans l'orifice de la matrice. En cette occurrence, l'opérateur doit introduire les doigts entre la partie postérieure du vagin & le bras du *fœtus*, afin de repousser l'épaule, & se faire place à passer sa main dans la matrice, pour examiner la situation de l'enfant. Quand il l'aura reconnue, il repoussera l'épaule vers la partie de la matrice où se trouve la tête, afin de la relever vers son fond. S'il n'est pas possible de retourner le corps de l'enfant, ni par conséquent de le replacer dans une situation convenable pour le tirer par les pieds, on doit porter la main le plus haut qu'il se peut pour les chercher; alors on saisit ces pieds qu'on amène le plus qu'il est possible. Si, par ce moyen, on peut espérer encore de changer la situation du *fœtus*, on repoussera l'épaule, & on tirera alternative-ment les pieds jusqu'à ce qu'on les ait ame-nés dans le vagin, ou même hors de l'orifice externe ; après quoi on terminera l'accou-chement comme dans le cas précédent. Si les pieds ne peuvent être amenés plus bas que dans le vagin, on pourra porter un laqs gar-ni d'un nœud coulant sur les malléoles des deux jambes ; & ainsi en tirant d'une main

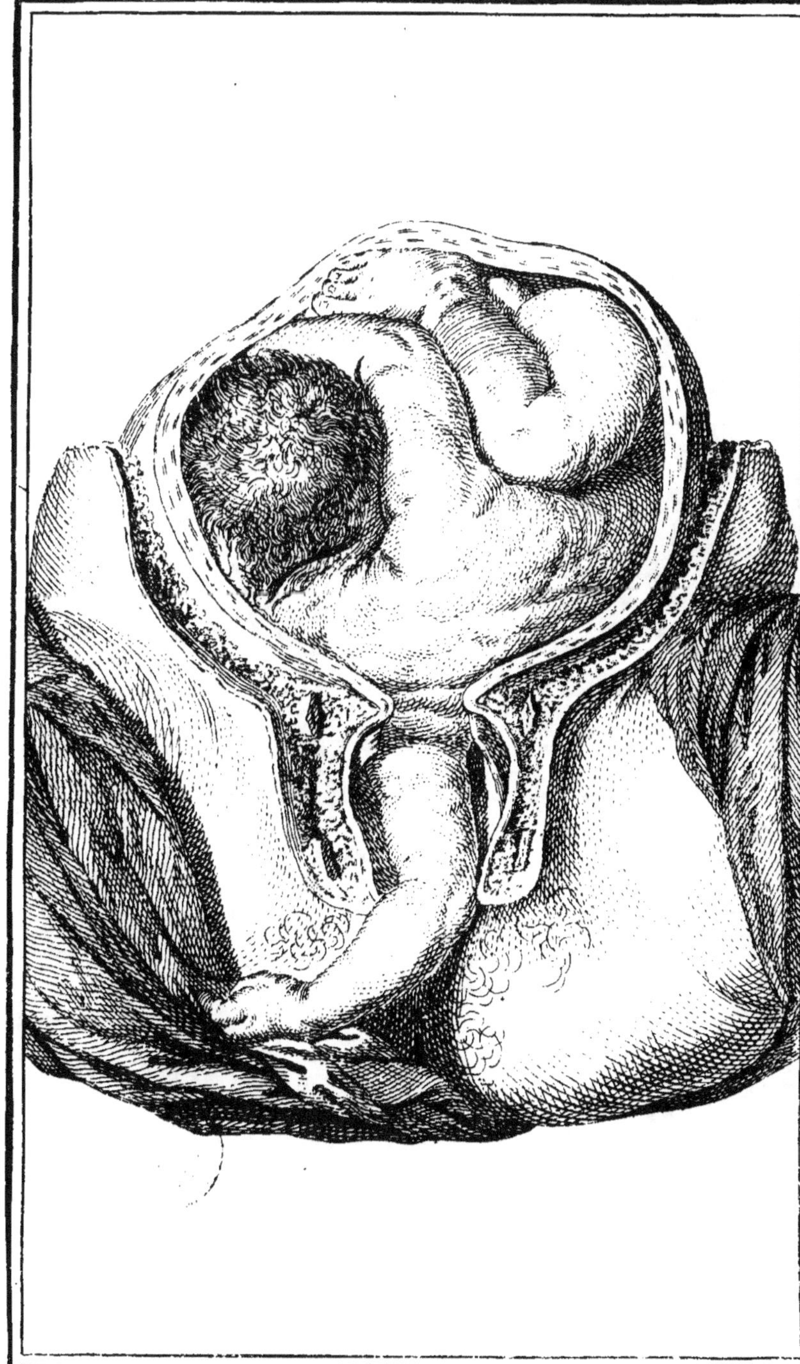

le laqs, on amènera de plus en plus les jambes, pendant qu'avec l'autre main qu'on aura introduite dans la matrice, on repouffera l'épaule & la tête.

Par cette double action, on changera la fituation du *fœtus*, & on terminera l'accouchement. Comme en pareils cas, l'épaule fe relève au fond de la matrice, il eft ordinaire que le bras rentre auffi dans la cavité de cet organe. Mais fi ce bras eft fi gonflé, qu'il empêche l'introduction de la main de l'opérateur, & qu'on ne puiffe le replier, & le réduire dans la matrice, on eft forcé de le féparer à l'épaule ou au coude, afin de délivrer & de fauver la femme. Si les deux bras font fortis, & que l'enfant préfente la poitrine, on doit fuivre la méthode prefcrite ci-deffus.

Voyez l'explication & les renvois de la planche précédente, qui fervent pour celles-ci & pour les fuivantes.

Explication de la trente-troifième Planche.

La Planche **XXXIII** repréfente, dans la même vue du baffin, la troifième fituation contre nature du *fœtus* replié fur lui-même en forme de peloton; le ventre ou la région ombilicale fe préfente à l'orifice interne; le cordon eft tombé dans le vagin, & paroît à l'orifice externe.

L'accouchement, en pareille circonſtan-
ce , doit être terminé, comme il a été dit dans
l'explication de la planche précédente , en
repouſſant en haut la poitrine de l'enfant, &
tirant en bas les jambes. Quand le véntre
ſe préſente le premier , il eſt plus aiſé d'atteindre aux jambes , que lorſque c'eſt la
poitrine ; parce que dans le premier cas,
la tête eſt plus proche du fond de la matrice,
& que les jambes & cuiſſes ſe trouvent plus
bas. Si le ventre ou la poitrine ſont engagé
gés dans la partie inférieure du baſſin, l'enfant ſera en danger, parce qu'on pourroit
forcer les vertèbres, & comprimer la moëlle
épinière , dans les efforts violens & réité-
rés qui ſont néceſſaires pour repouſſer ces
parties dans la matrice , afin d'arriver aux
pieds. Il eſt quelquefois beſoin alors de faire
ſituer la femme ſur ſes genoux & ſur ſes coudes, pour diminuer la réſiſtance des muſcles
du bas - ventre. Lorſque le cordon eſt deſcendu hors de l'orifice externe , ſi l'on y
ſent encore de la pulſation, il faut le réduire immédiatement , & le tenir chaudement
dans le vagin, afin d'y conſerver la circulation, & d'empêcher la ſtagnation du ſang,
que l'air froid pourroit y occaſionner. Si le
cordon ſort en même temps que la tête ſe
préſente, l'enfant eſt en danger, à moins
que les douleurs ne procurent bientôt ſa

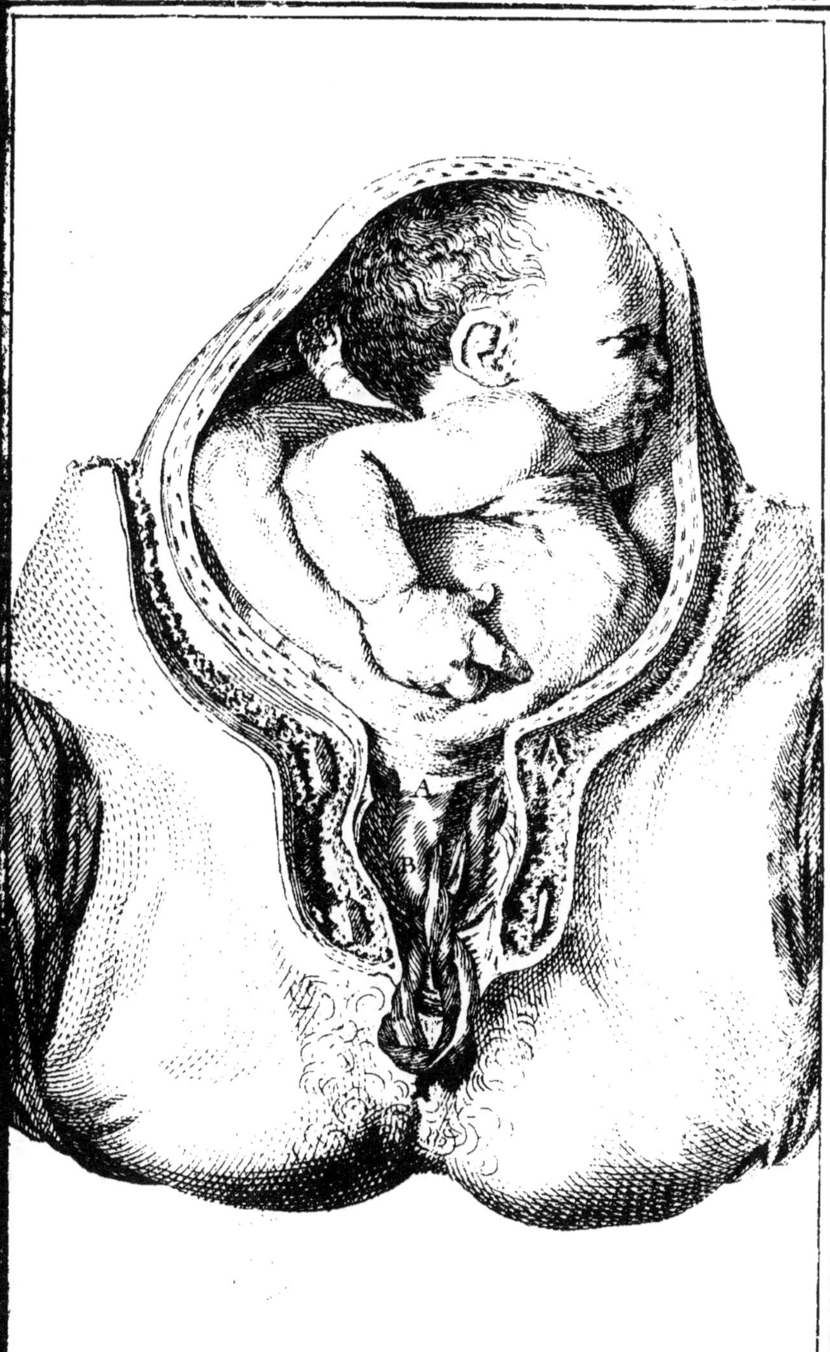
A
B

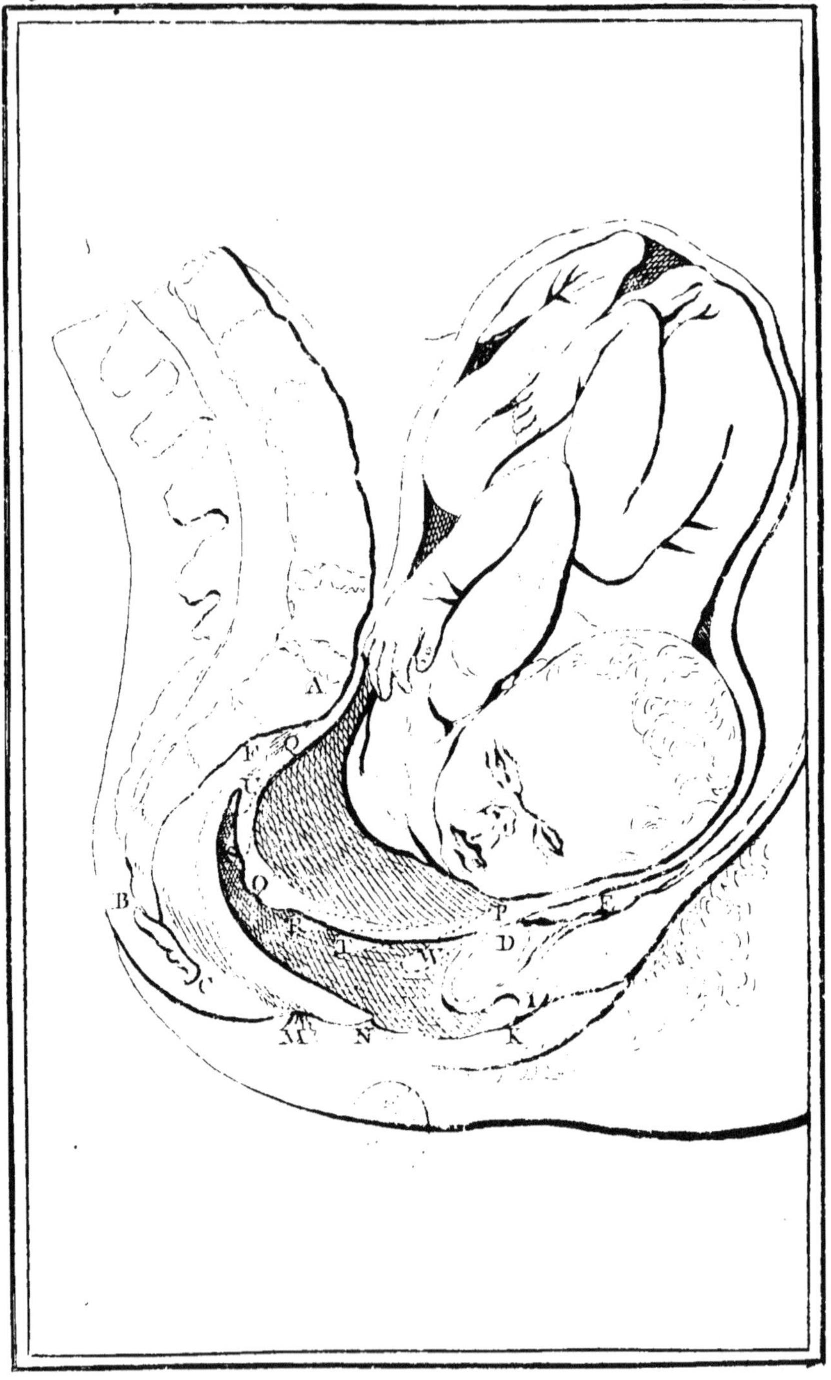

fortie, ou qu'on ne le tire par les pieds. *Voyez* les deux planches précédentes, pour l'explication & les renvois.

Explication de la trente-quatrième Planche.

La Planche XXXIV donne une vue latérale du baffin. Elle repréfente un des cas les plus difficiles de tous les accouchemens contre nature : l'épaule gauche, la poitrine & le cou du *fœtus* fe préfentent les premiers; la tête eft repliée par deffus le *pubis*, fur l'épaule droite & le dos ; les pieds & le derrière font étendus vers le fond de l'*uterus* ; on voit auffi la matrice contractée en forme d'une bourfe fur tout le corps du *fœtus*.

A. B. C. L'os *facrum* & le *coccix*.

D. L'os *pubis* du côté gauche.

E. Partie de la veffie urinaire.

F. Le *rectum*.

I. Le conduit de l'urine.

K. La grande lèvre gauche.

M. L'*anus*. N. Le périnée.

O. L'orifice de la matrice qui n'eft pas encore dilaté, & qui eft fitué en arrière vers le *rectum* & le *coccix*.

R. S. Le même orifice défigné par des lignes ponctuées, qui marquent comme il s'ouvre quand le travail commence.

T. V. Le même qui n'eft pas encore tout-à-fait dilaté à fa partie antérieure, quoiqu'il soit déja entièrement effacé à sa partie posté-rieure. L'on voit que la matrice & le vagin ne font qu'une surface continue.

W. P. Le même fort dilaté, mais plus vers la partie postérieure que vers la partie antérieure du bassin.

On voit par-là pourquoi la partie anté-rieure de l'orifice de la matrice se trouve souvent poussée devant la tête du *fœtus* au *pubis ;* ainsi, quand cette circonstance retar-de l'accouchement, l'on doit faire glisser cet orifice, & le repousser en haut avec un ou deux doigts, entre la tête & le *pubis.*

Voyez les planches IX, X, XI, XII & XIII.

La manière de dégager un *fœtus* qui se trouve dans la situation qui est ici représen-tée, c'est de repousser en haut avec la main la partie du corps qui se présente, afin de re-lever la tête vers le fond de la matrice. Si on ne peut y réussir, à raison de la forte com-pression de cet organe, l'opérateur doit por-ter fortement sa main le long de la poitrine & du ventre de l'enfant, afin d'arriver aux jambes & aux pieds ; &, les ayant saisis, les tirer en bas, suivant que la situation du *fœtus* le permet. Il pourra alors retourner le corps en repoussant en haut les parties supérieures, & tirant en bas les parties inférieures, jusqu'à ce que les pieds soient parvenus à l'orifice

externe,

externe, & il terminera l'accouchement comme il a été dit dans la planche XXXI. Mais s'il étoit impossible d'amener les pieds jusqu'à l'orifice externe, on pourra appliquer aux chevilles un laqs avec un nœud coulant, comme il a été conseillé à la pl. XXXII.

Voyez vol. I & III, aux mêmes citations qu'à la planche XXXI.

Explication de la trente-cinquième Planche.

La Planche XXXV démontre, sous une pareille vue latérale du bassin, la méthode de terminer l'accouchement, en dégageant la tête du *fœtus* avec le *forceps* long & courbe, lorsque, dans quelques cas contre nature, il n'a pas été possible d'y réussir par le secours seul de la main, suivant ce qui est décrit en la planche XXX.

A. Les trois vertèbres inférieures des lombes, avec l'os *sacrum* & le *coccix*.

B. L'os *pubis* du côté gauche.

CC. Le périnée & l'*anus* pressés en bas par le *forceps*. D. les intestins.

E E. Les parois de l'*abdomen*.

F F F. La matrice.

G. La partie postérieure de l'orifice de la matrice. H. Le *rectum*. I. Le vagin.

Lorsqu'on sera parvenu à tirer le corps & les bras de l'enfant, & qu'on aura vainement

Tome IV.   E

essayé, pour dégager la tête avec les mains, tous les procédés décrits dans la planche précédente, & plus au long dans les volumes I & III, il faudra recourir à la méthode suivante, afin de sauver l'enfant, qui autrement périroit bientôt par les tiraillemens que souffriroient le cou & la moëlle épinière. La femme étant couchée sur le dos, comme il est dit planche XXIV, un assistant soutiendra le corps & les bras de l'enfant élevés vers le ventre de la mère, pour donner de la place à l'opérateur; celui-ci glissera une de ses mains jusque sur le visage de l'enfant, & la portera ensuite un peu à côté & un peu en arrière, pour pouvoir appliquer avec plus de facilité les branches du *forceps* le long des parties latérales de la tête. Alors il doit tourner la paume de sa main vers l'oreille, & introduire une des branches du *forceps* entre cette même main & la tête, le côté courbe vers le *pubis*, comme il est représenté en cette planche. Cela fait, il retirera sa main, de laquelle il prendra le manche du *forceps*; il introduira l'autre main sur le côté opposé de la tête, qui ainsi se trouvera fermement assujettie contre la première branche du *forceps* (ce qui est nécessaire pour l'empêcher de glisser), pendant qu'avec l'autre main il introduira au côté opposé la seconde branche du *forceps*. Quand les

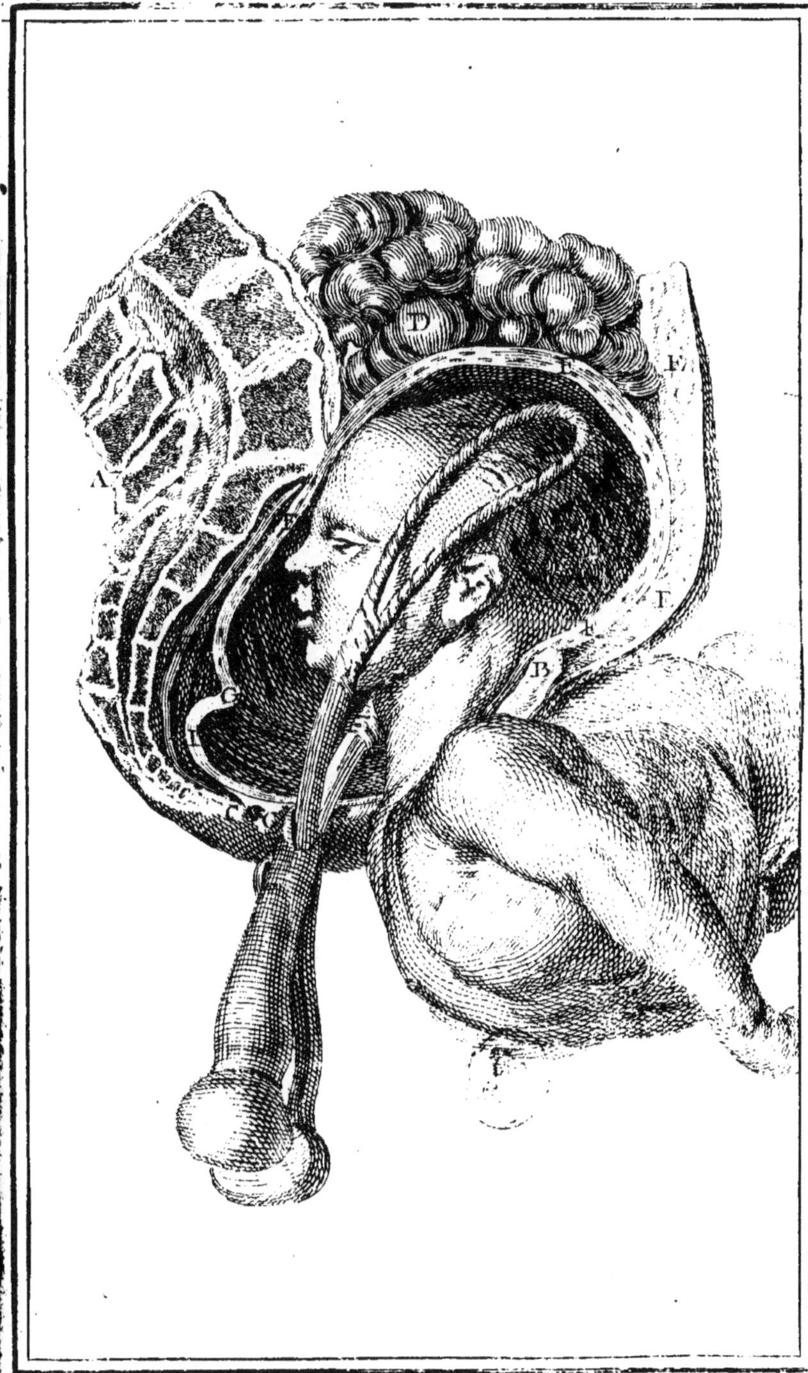
D
I
F
F
B
G

deux branches feront ainſi appliquées, il faut bien prendre garde, en les joignant, de pincer entre deux quelques parties du vagin. Lorſqu'on aura bien fixé le *forceps* aux parties latérales de la tête, il faudra retourner un peu la face & le front ſur le côté du rebord du baſſin ; &, par cette manœuvre, la partie la plus large de la tête ſe trouvera répondre à l'endroit le plus évaſé du baſſin ; après quoi on tirera en bas la tête, & on emploiera plus ou moins de force par degrés, ſuivant la réſiſtance qu'oppoſeront le volume de la tête & l'étroiteſſe du baſſin. Quand le front ſera ſuffiſamment deſcendu, on aura ſoin de le retourner vers la concavité de l'os *ſacrum* & du *coccix*, en relevant les manches du *forceps*. On aura la même attention, lorſqu'il s'agira de faire ſortir la tête de l'orifice externe, comme nous l'avons déja enſeigné dans l'explication des pl. XIX & XXX. Par cette méthode, on dégagera facilement la tête, & ſouvent l'enfant viendra vivant : on ſe trouvera donc diſpenſé d'en venir à la reſſource des crochets, auxquels on ne doit recourir que dans le cas où l'on rencontre de ces baſſins qui ſont ſi étroits, qu'il ſeroit impoſſible de terminer l'accouchement ſans avoir diminué le volume de la tête.

Voyez la Pl. XXXIX ; & vol. I, liv. III, chap. 4, ſect. 5 ; vol. III, rec. 34, 35.

Explication de la trente-sixième Planche.

La **Pl.** XXXVI donne encore, sous une vue latérale du baſſin, la méthode de tirer avec le crochet courbe, la tête du *fœtus* reſtée seule dans la matrice, à raiſon de ſon volume trop gros & de l'étroiteſſe du baſſin.

A. B. C. L'os *ſacrum* & le *coccix*.

D. L'os *pubis* du côté gauche.

E E. La matrice.

F. La partie du crochet qui ſert à en recevoir un autre, en cas de beſoin.

G. H. I. La pointe du crochet qui a pénétré dans le crâne.

Si ce cas arrive, parce que le front ſe trouve appliqué contre le *pubis*, ou que l'enfant ſoit mort depuis long-temps, & totalement mortifié, & que le corps & la mâchoire inférieure en aient été ſéparés inopinément, le *forceps* long & courbe pourroit ſuffire pour l'extraire. Mais ſi la tête eſt trop groſſe & le baſſin fort étroit, & que le *forceps* ait été employé inutilement, il faudra ouvrir la tête afin d'en diminuer le volume. La malade ſera couchée ou ſur le dos, ou ſur un des côtés, comme nous l'avons dit aux pl. XVI & XXIV. L'on introduira la main gauche dans la matrice, & l'on tournera du côté droit de la circonférence du baſſin, & un

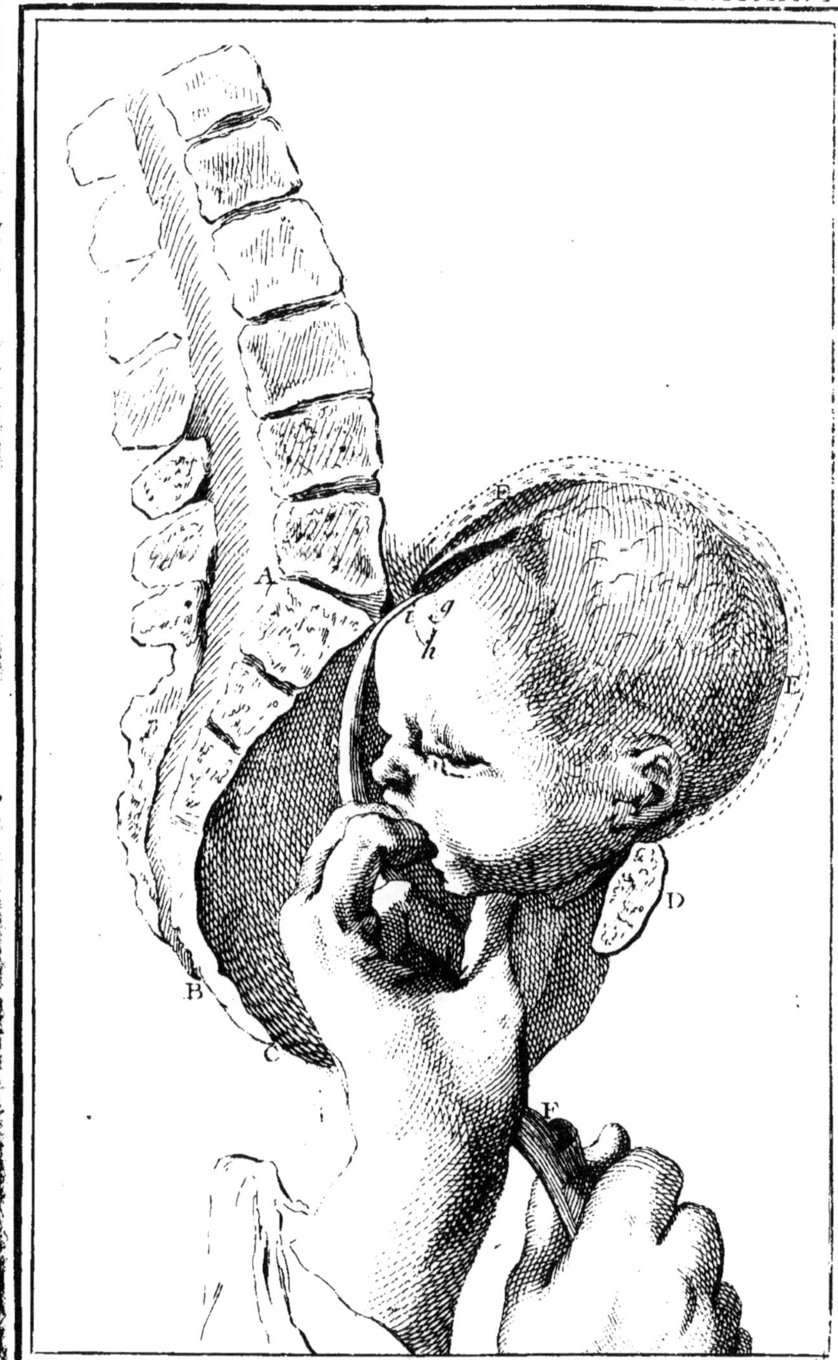
A
B
C
D
E
F
g
h
F

peu en arrière, le front du *fœtus* & le menton vers le bas ; après quoi on portera la main & les doigts en haut jusqu'à la fontanelle, & l'on saisira la tête avec le pouce & le petit doigt, en l'embraffant par ses côtés auffi fortement qu'il sera poffible, pendant qu'un affiftant preffera avec ses deux mains le côté de l'*abdomen*, pour affujettir fermement la matrice dans la partie inférieure & moyenne du ventre. Cela fait, l'opérateur avec sa main droite introduira & conduira sur la tête le crochet, dont la pointe sera tournée vers le front, & la partie convexe vers l'os *sacrum*. Il obfervera de le faire gliffer le long de la paume de sa main gauche, jusqu'à la fontanelle ; quand le crochet y sera parvenu ou tout proche, il y fixera sa pointe, en tenant toujours sa main gauche dans la même fituation, jusqu'à ce que de l'autre il ait percé le crâne avec la pointe de l'inftrument, & qu'il y ait pratiqué une ouverture fuffifante. Il faifira alors fermement le crochet, & pourra retirer très-doucement sa main gauche, de crainte de changer la pofition de la tête, qui fe trouvera encore pouffée en bas par l'affiftant dont les mains comprimeront l'*abdomen*. L'opérateur doit placer alors les deux premiers doigts de la main gauche dans la bouche, & le pouce fous la mâchoire inférieure, & appuyer sa main sur la branche du crochet. Quand il aura de cette manière une prife affurée, il doit commencer à tirer doucement avec les deux mains; & à proportion que le cerveau fe déchargera par la perforation du crâne, la tête diminuera de volume, & fortira. Si on ne réuffit pas par cette méthode, foit que la tête gliffe, foit que les os étant trop folides, il n'ait pas été poffible d'y faire une ouverture fuffifante, il faudra tourner le *vertex* en bas vers le rebord du baffin, & la fontanelle en arrière; on introduira de fuite les branches d'un *forceps* long, qu'on placera fur les côtés de la tête, leur courbure vers le *pubis*; & après les avoir jointes enfemble, on en liera les manches, pour bien affujettir ces branches fur la tête. Un affiftant tiendra ces manches en arrière, jufqu'à ce que l'accoucheur ait ouvert fuffifamment le crâne avec les longs cifeaux qu'on peut voir à la planche XXXIX. Il dégagera enfuite la tête tout doucement, en tournant d'abord le front fur le côté du rebord du baffin; & à mefure que le cerveau fe videra, & que la tête defcendra en bas, il aura l'attention de faire gliffer le front dans la cavité de l'os *facrum*, & terminera l'accouchement comme il eft dit à la planche XVI.

Cette planche peut encore fervir pour démontrer la méthode de fixer le crochet fur la

tête, lors même que le corps du *fœtus* n'en eſt
point féparé, mais qu'il eſt impoſſible de la
dégager ni avec la main ni avec le *forceps*,
comme dans le cas des planches XXIX &
XXXV.

Voyez vol. I, liv. III, ch. 3, ſeĉt. 7, ch.
4, ſeĉt. 5; & vol. III, rec. 31, 36.

Explication de la trente-ſeptième Planche.

La planche XXXVII & les deux ſuivan-
tes, repréſentent différens inſtrumens utiles
dans les accouchemens laborieux & difficiles.

A. Le *forceps* court & étroit, gravé dans
les proportions les plus exaĉtes. On voit l'é-
cartement de ſes branches, & leur longueur
depuis le lieu de leur jonĉtion juſqu'à leurs
extrémités. La largeur eſt de deux pouces,
la longueur de ſix, laquelle avec cinq pouces & demi qui eſt la longueur des manches, fait en tout onze pouces & demi. On
peut, ſi on veut, donner plus de longueur
aux manches; mais j'ai obſervé dans la pratique que celui-ci étoit ſuffiſamment long,
& qu'on l'introduiſoit avec moins de difficulté que s'il étoit plus long; d'ailleurs, il
ſe trouve aſſez fort pour tous les cas où il
peut être néceſſaire. Les manches ou les
parties inférieures des branches, peuvent

E iv

être couvertes d’un cuir fort; mais les branches doivent être fimplement garnies d’une peau plus mince, qu’il eft à propos de changer, fi on a été obligé de s’en fervir pour quelque perfonne affectée de maladie vénérienne. Le *forceps* ainfi garni a plus de prife, & laiffe moins d’impreffion fur la tête de l’enfant. Pour l’introduire avec plus de facilité, on peut en graiffer les branches avec du fain-doux.

B. Repréfente la partie poftérieure de chaque branche, afin de faire voir la longueur & la largeur de fon ouverture, & la forme & dimenfion de toute la branche. Cependant les branches font ici repréfentées un peu trop larges.

Voyez la pl. XXI, pour la figure & les dimenfions du *forceps* long & courbe, garni de la même manière que celui-ci.

Les *forceps* ont été inventés principalement pour fauver l’enfant, & pour éviter le plus qu’il feroit poffible de fe fervir des inftrumens tranchans : mais encore ne doit-on recourir à cette méthode falutaire, que lorfqu’il eft befoin d’une plus grande force pour l’extraction du *fœtus*. Son application doit être dirigée de manière à ne mettre en aucun danger la vie de la mère; car, par un ufage imprudent du *forceps*, on pourroit faire plus de mal que de bien.

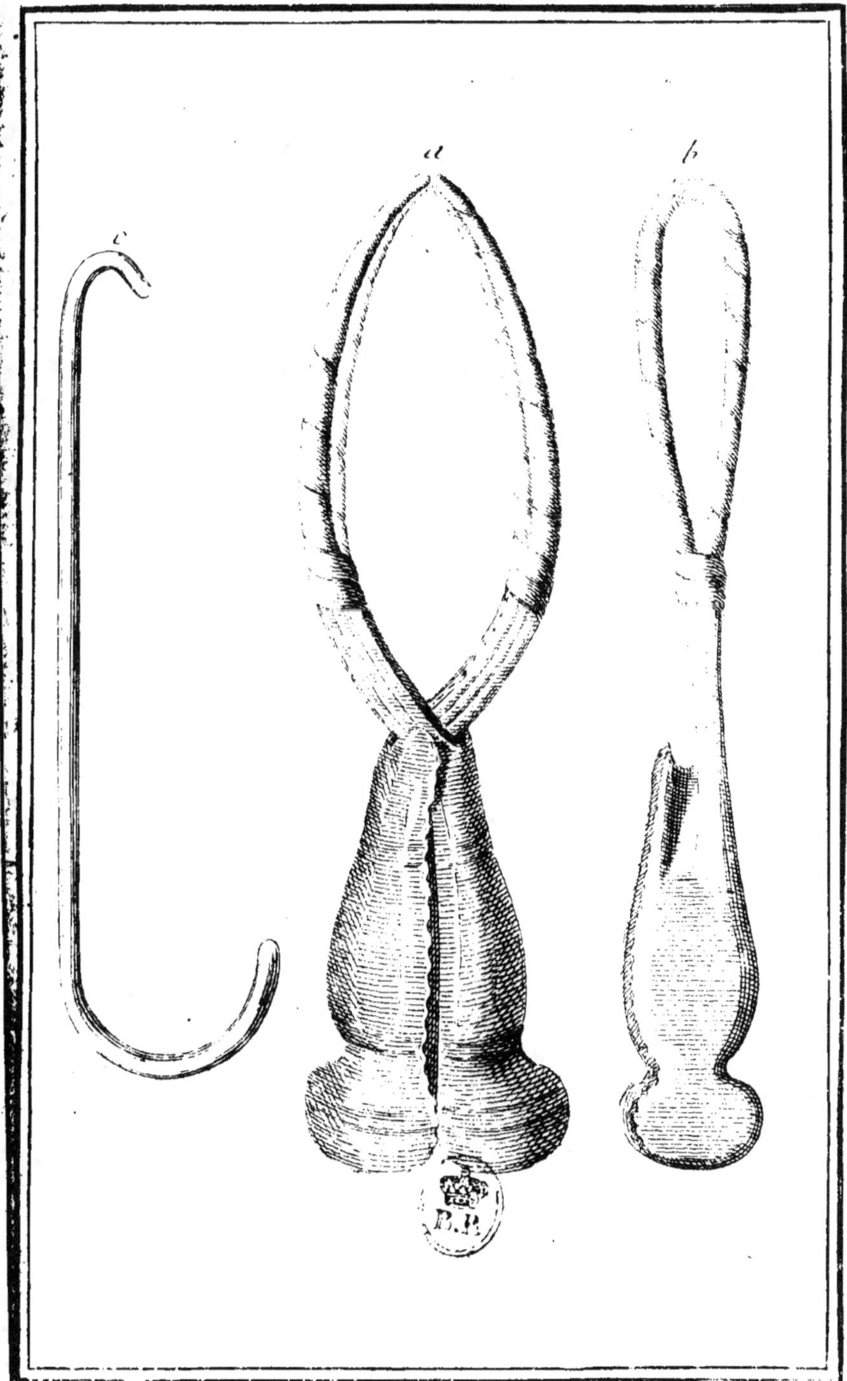
c
a
b
B.P.

Voyez l'explication de la planche XVI, & la Préface du second volume, ainsi que les cas relatifs à ce sujet dans le Recueil d'Observations.

C. Le crochet mousse dont on peut se servir pour trois intentions particulières.

1° On s'en sert pour faciliter l'extraction de la tête, lorsque le crâne a été ouvert avec les ciseaux, en introduisant son extrémité la plus courte le long de l'oreille, sur le côté de la tête, ou au dessus de la mâchoire inférieure, où l'on fixe sa pointe. On prend l'autre extrémité du crochet d'une main, pendant qu'on introduit deux doigts de l'autre main dans la partie qu'on a ouverte, & l'on fait ainsi l'extraction de la tête par degrés.

2° L'extrémité courte de ce crochet peut servir dans les avortemens des quatre ou cinq premiers mois, pour extraire les membranes & le délivre restés dans la matrice, lorsque la malade se trouve épuisée d'une perte excessive, occasionnée par la rétention de ces corps étrangers, que les douleurs sont insuffisantes pour en procurer la sortie, & qu'on n'a pu les tirer avec les doigts. Si le *placenta* étoit adhérent, il seroit dangereux de se servir d'aucun instrument pour en faire l'extraction; mais il faudroit en confier la féparation aux forces de la nature. Si une petite partie des fecondines vient à être pouffée à travers l'orifice, il faut prendre garde de la féparer de celle qui eft encore adhérente à la matrice, parce que la préfence de ce corps dans l'orifice entretiendra une irritation qui perpétuera les douleurs, détachera avec le temps & chaffera la totalité du délivre.

3° L'extrémité la plus longue du crochet peut fervir pour extraire le corps du *fœtus* qui préfente le derrière; mais on ne doit s'en fervir qu'avec grande précaution, pour ne pas luxer ou fracturer la cuiffe.

Voyez la planche XXIX; & vol. I, liv. II, ch. 3, liv. III, ch. 3, fect. 7, & ch. 4, fect. 2; vol. II, rec. 12; vol. III, rec. 31, 32.

Explication de la trente-huitième Planche.

A. Planche XXXVIII repréfente un filet monté fur une tige de baleine, qui peut fervir quelquefois pour les accouchemens laborieux, lorfque l'opérateur n'eft point pourvu d'un *forceps,* en certaines occafions imprévues.

Quand le *vertex* du *fœtus* fe préfente, & que la tête eft engagée fort haut dans le baffin, que la femme eft épuifée, & les douleurs infuffifantes pour terminer l'accou-

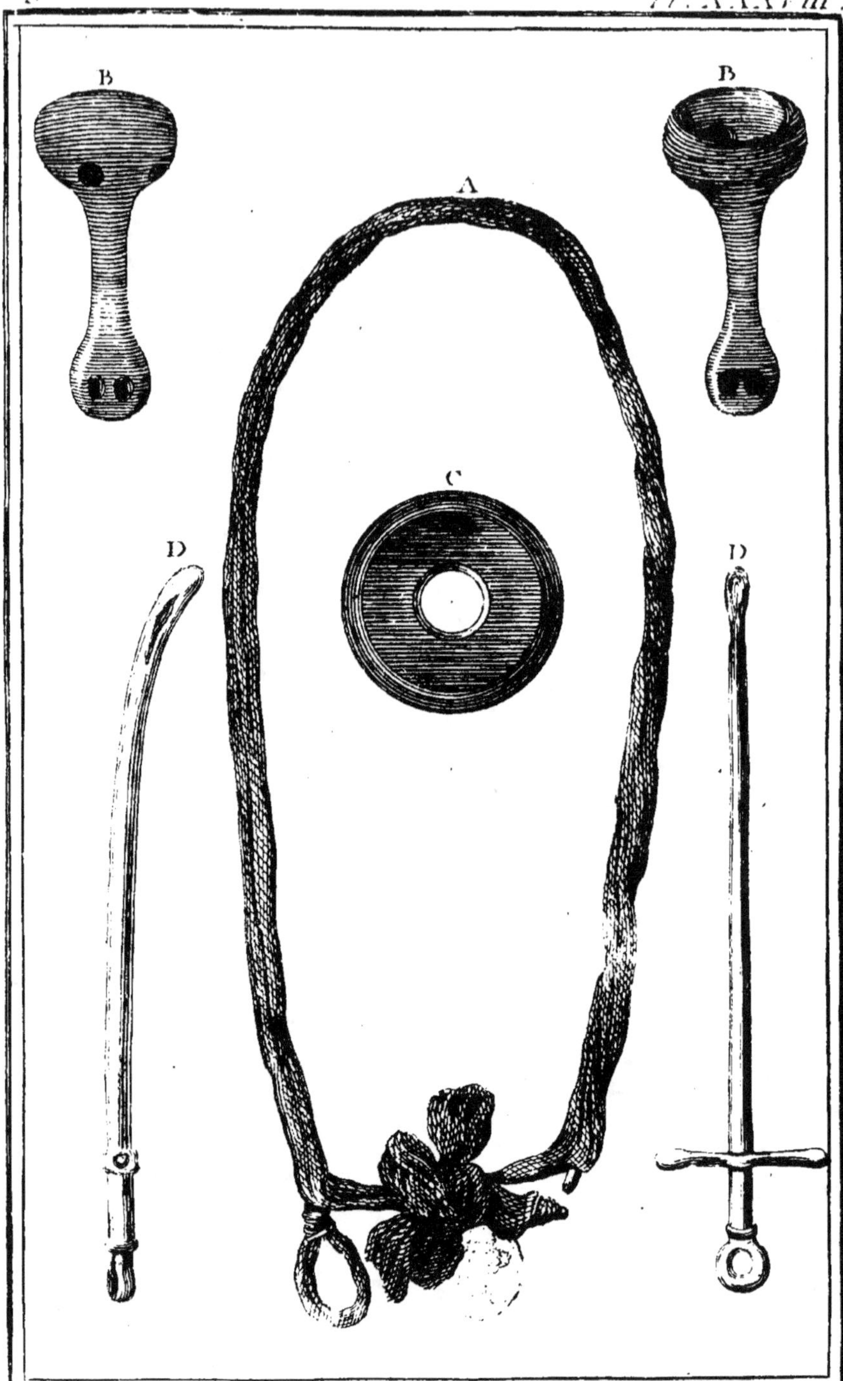

Pag. 7.
Pl. XXXVIII.
B
B
A
C
D
D

chement, il faut introduire le filet en double le long de la partie extérieure des os pariétaux, par-deſſus la face, & s'il eſt poſſible par-deſſus la mâchoire inférieure. Lorſqu'il eſt appliqué, on peut laiſſer dedans la tige de baleine, ou bien on dégagera la baleine du filet, qu'il faudra tirer doucement à chaque douleur. Si la tête peut être repouſſée à la partie ſupérieure du baſſin, le filet deſcendra plus facilement par-deſſus le menton, où l'on trouvera une priſe plus ſûre que ſur la face; ſi c'eſt la face ou le front qui ſe préſentent, on introduira le filet par-deſſus l'*occiput*. *Voyez* vol. I, liv. III, ch. 3, ſect. 2; vol. II, rec. 24.

Au reſte, dans tous ces cas, on peut ſuppléer à la baleine par une tige de quelque bois flexible, ſur laquelle on montera une jarretière ſouple, ou un filet couſu en forme d'une longue bourſe.

B B. Sont deux peſſaires d'une nouvelle eſpèce, pour retenir la deſcente de matrice; ils ont été corrigés d'après les peſſaires François & Hollandois. Après avoir réduit la matrice, il faut introduire l'extrémité la plus large du peſſaire dans le vagin, & en placer ſur l'orifice de la matrice la concavité, où il y a trois ouvertures pour donner iſſue aux matières. Il y a, à la petite extrémité qui ſortira par l'orifice externe, deux trous qui

doivent être garnis de rubans qu'on attache-
ra à d'autres cordons qui pendent d'une cein-
ture dont le corps de la femme est entouré.
Par ce moyen, le pessaire est très-bien contenu en place. Au reste, la malade peut le
quitter quand elle se couche, & le remet-
tre le matin. Mais comme il devient quelquefois incommode par le frottement qu'il
cause à l'orifice externe, on se sert plus
communément du pessaire orbiculaire marqué C. On le fait de bois, d'ivoire ou de
liège; on le garnit de toile, & on le trempe
dans de la cire. On doit graisser de pommade le pessaire, le pousser dans le vagin
par ses bords, & avec un doigt introduit
dans le trou, le porter jusqu'à l'orifice interne, qui doit répondre au centre de cette
ouverture. Il faut en avoir de plus ou moins
larges, suivant la largeur ou l'étroitesse du
vagin, pour empêcher qu'il n'en sorte par
quelques efforts extraordinaires.

Voyez vol. I, liv. IV, ch. 1, sect. 7; vol.
III, rec. 24.

D D. Sont deux figures de *catheter* pour
les femmes. On voit leurs différentes parties & leurs degrés de courbure. Ceux dont
on se sert le plus communément peuvent être
plus courts, pour être portés dans la poche:
mais lorsqu'il arrive que la tête ou le corps
de l'enfant pressent sur la vessie au dessus

du *pubis*, il eſt quelquefois néceſſaire d'en avoir un de cette longueur ; il y a même quelques cas extraordinaires, où j'ai été obligé de me ſervir du *catheter* avec lequel on ſonde les hommes.

Voyez vol. I, liv. II, ch. 1, ſeƈt. 12 ; vol. II, rec. 10, n° 2.

Explication de la trente-neuvième Planche.

A, repréſente une paire de crochets cour-bes, joints enſemble à la manière des *forceps*. Il eſt très-rare qu'il ſoit néceſſaire de ſe ſervir de ces crochets, ſi ce n'eſt lorſque la face ſe préſente, le menton tourné vers l'os *ſa-crum*, & quand il eſt impoſſible de dépla-cer la tête pour tirer l'enfant par les pieds, ou de la dégager avec le *forceps*. Si donc, en pareil cas, un ſeul crochet ne ſuffit pas, il faut introduire le ſecond ; & quand ils ſe-ront joints enſemble, ils agiront tous les deux comme des crochets pour ouvrir le crâne. Mais lorſque la tête commencera à avancer, ils agiront de même qu'un *forceps*, en faiſant mouvoir & tourner la tête de la manière qui conviendra le mieux pour la dé-gager. Ces crochets peuvent être auſſi utiles pour extraire la tête reſtée dans la matrice, lorſqu'une ſeule branche n'eſt pas ſuffiſante. Il eſt aſſez rare qu'on ait beſoin de crochets pointus, quand la tête se présente ; le crochet mousse de la planche XXXVII suffit communément ; on peut même employer le *forceps* après avoir ouvert la tête avec des ciseaux.

On doit avoir grand soin, quand on introduit un crochet aigu, de tourner la pointe vers le *fœtus*, principalement lorsqu'on ne peut porter les doigts assez haut pour le conduire. Les lignes ponctuées le long de l'intérieur d'une des branches du crochet, représentent la gaîne qui doit servir à cacher sa pointe, jusqu'à ce qu'on l'ait portée assez haut. La ligature marquée sur les manches par deux lignes ponctuées, sert à les lier ensemble, quand on a retiré la gaîne. Lorsque la pointe est dégagée de cette gaîne, on la fixe comme nous l'avons dit dans l'explication de la planche XXXVI.

La pointe du même crochet renfermée dans sa gaîne, peut aussi servir de crochet mousse.

B, représente le dos d'un des crochets qui a douze pouces de long.

C, fait voir de front la pointe du crochet, sa longueur & sa largeur ; mais elle peut être plus ou moins longue qu'elle n'est ici représentée.

D, représente les ciseaux destinés pour perforer le crâne, lorsqu'on rencontre un

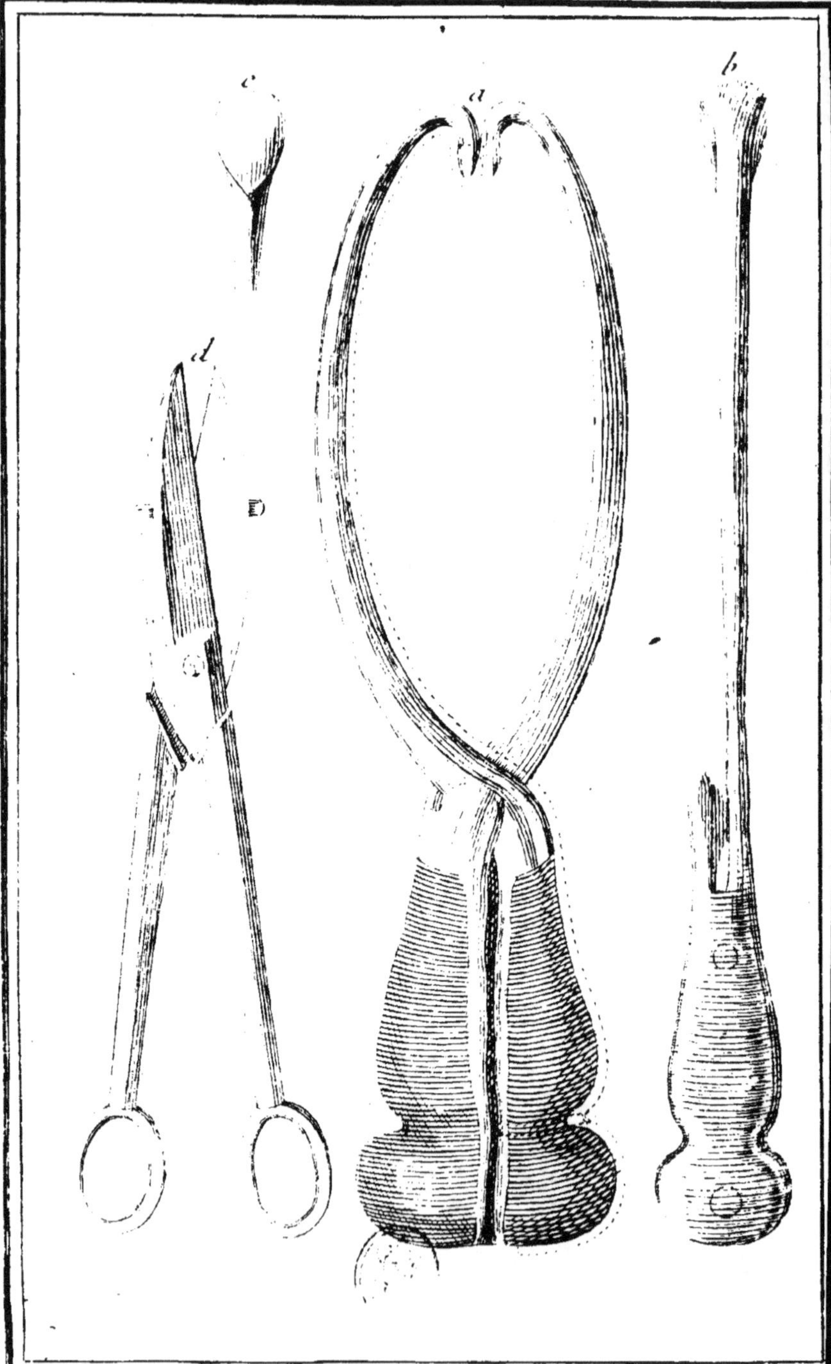

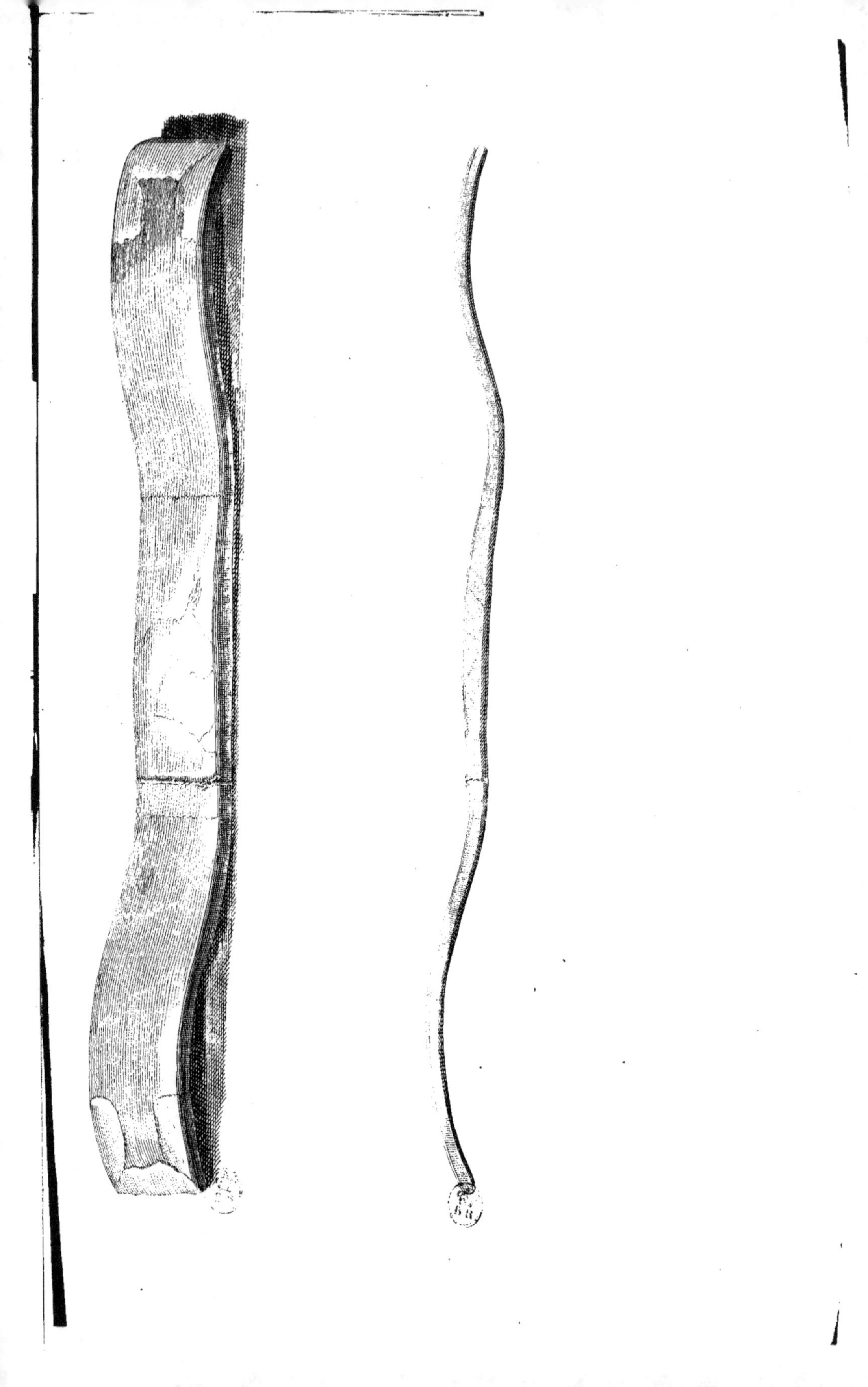

baffin très-étroit & mal conformé. Ces cifeaux doivent être forts, & longs au moins
de neuf pouces; on apperçoit au milieu des
lames, un arrêt par le moyen duquel on fait
plus facilement une grande dilatation.

L'on ne doit fe fervir de ces inftrumens
que dans les cas les plus extraordinaires, &
lorfqu'il n'eft pas poffible de fauver autrement la femme.

Voyez vol. I, liv. III, ch. 3, feɛt. 5, ch. 5,
n° 1; vol. III, p. 35.

Fin de l'Explication des Planches.

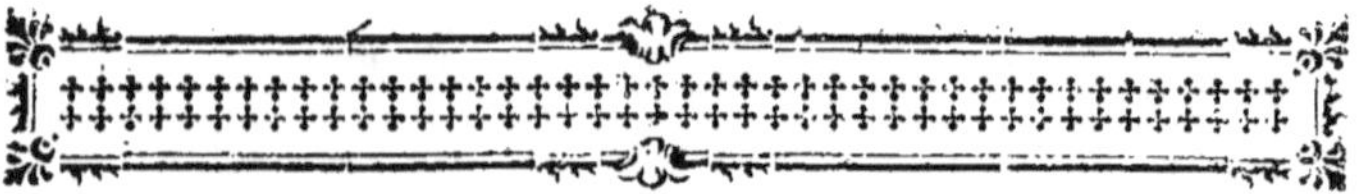

TABLE GÉNÉRALE
DES MATIERES

Contenues dans les quatre Volumes du Traité des Accouchemens de M. SMELLIE.

Na. Le chiffre Romain indique le Volume ; l'Arabe, la Page.

A.

E.

F.

G.

H.

L.

L.

N.

O.

G iv

Q.

R.

T.

Fin de la Table générale des Matieres.

CATALOGUE des Livres d'Accouchemens qui se trouvent chez le même Libraire.

*Les Articles marquées d'une * font les Ouvrages d'affortimens.*

Rœderer elementa Artis Obstetriciæ, in usum prælectionum Academicarum ; *editio novissima aucta & emendata*, 1763 , *in-8.*   3 l. 10 f.

Elémens de l'Art des Accouchemens, par Rœderer, auxquels on a ajouté les Accouchemens laborieux du même Auteur, trad. en François par M. P.... D. M. *Paris*, 1765 , *in-8. fig.*   5 l.

Le Guide des Accoucheurs, ou le Maître dans l'Art d'accoucher les Femmes & de les foulager dans les Maladies & accidens dont elles font très-fouvent attaquées, par Jacques Mefnard ; *feconde édition. Paris*, 1753 , *in-8. fig.*   4 l. 10 f.

L'Art des Accouchemens démontré par des principes de Physique & de Méchanique, pour fervir d'introduction & de base à des leçons particuliéres, par M. André Levret, Accoucheur de Madame la Dauphine. *Paris*, 1761 , *in-8. feconde édition avec figures & le Portrait de l'Auteur.*   6 l.

Obfervations fur les caufes & les accidens de plufieurs Accouchemens laborieux, avec des remarques fur ce qui a été propofé ou mis en ufage pour les terminer , & de nouveaux moyens pour y parvenir plus aifément, par le même. *Paris*, 1762 , *in-8. fig.*   6 l.

Obfervations fur la cure radicale de plufieurs Polypes de la Matrice, de la Gorge & du Nez , opérée par de nouveaux moyens inventés par M. Levret : *feconde édition. Paris*, 1759 , *in-8. avec fig.*   6 l.

Traité de la Théorie & Pratique des Accouchemens, traduit de l'Anglois de Smellie , par de Préville ; auquel on a joint le fecret de Rooenhuifen dans l'Art d'accoucher , traduit du Hollandois. *Paris*, 1754, *& années fuivantes*, 4 vol. *in-8. avec fig.*   21 l.

— *Chaque volume fe vend féparement 6 l. à l'exception de celui des Planches qui fe vend 5. l.*

La Table générale des Matieres de tout l'Ouvrage fe vend féparément en feuilles.   1 l.

* Traité complet des Accouchemens naturels , non naturels & contre nature, par Mauqueft de la Mothe. *Paris*, 1765 , 2 *vol. in-8. fig.*   12 l.

* Abrégé de l'Art des Accouchemens, par Mad. le Bourfier du Coudray. *Paris*, 1759 , *in-12.*   2 l. 10 f.

* Inftruction aux Sages-Femmes pour les Accouche nens, par Mad. de la Marche, avec les Secrets choifis & éprouvés pour les Maladies des Femmes, par Mad. Bourfier. *Paris, in-12. nouvelle édition.* 2 l. 10 f.

Franc. Mauriceau, de Mulierum prægnantium, parturientium, & puerperarum morbis tractatus. *Paris, 1681, in-4. fig.* 6 l.

Traité des Maladies des Femmes groffes & de celles qui font accouchées, par Fr. Mauriceau. *Septieme édition* augmentée des Aphorifmes. *Paris, 1740, 2 vol. in-4. fig.* 15 l.
— *Le même in-12 fous preffe.*

* Obfervations fur le manuel des Accouchemens, par Deventer; traduites & augmentées par Bruhier d'Ablaincourt. *Paris, in-4. fig.* 10 l.

Traité des Accouchemens, contenant des Obfervations importantes fur la pratique de cet Art, avec différens Traités fur les groffeffes & leurs fuites, par M. Puzos, publié par M. Morifot Deflandes. *Paris, 1759, in-4. fig.* 10 l.

* Aphorifmes touchant la Groffeffe, l'Accouchement & autres indifpofitions des Femmes, par Mauriceau. *Paris, 1694, in-18.* 1 l. 10. f.

* Traité de l'Opération Céfarienne & des Accouchemens difficiles & laborieux, avec des Remedes contre les Maladies qui furviennent aux Femmes, par J. Ruleau. *Paris, 1704, in-12.* 2 l. 10 f.

Hiftoire de deux Opérations Céfariennes faites avec fuccès en 1746 & 1749, par M. Guenin. *Paris, 1750, in-12.* 2 l.

* Jani Planci Medici primarii Ariminii de Monftris ac Monftrofis quibufdam Epiftola. *Venetiis, 1748, in-4 fig* 7 l. 10 f.

* L'Embryologie facrée, trad du Latin, par l'Abbé Dinouart. *nouv. édition fous preffe.*

* Differtat. fur ce qu'il convient faire pour diminuer ou fupprimer le lait des Femmes : Ouv. qui a remporté le prix à Harlem, par M. David. *Paris, 1763, in 12. broché* 18 f.

* La Guérifon du Cancer au Sein. *Rouen, 1763, in-12.* 2 l.

Differtation fur le Cancer des Mammelles, par M. Vacher, *Befançon, 1740 in-12.* 2 l. 10 f.

* Traité des Affections vaporeufes du Sexe, par M. Raullin. *Paris, 1759, in-12.* 2 l. 10 f.

Traité des affections vaporeufes des deux Sexe, par M. Pomme le fils. *Lyon, 1765, in-8.* 3 l. 1 f.

* De l'indécence aux Hommes d'accoucher les Femmes, & de l'obligation aux Meres de nourrir leurs Enfans, par Hecquet. *Paris, 1744, in-12.* 2 f.

I